Power fürs Gehirn

Titel der amerikanischen Originalausgabe:
Brain Hacks. 200+ Ways to Boost Your Brain Power
Avon, Massachusetts: Adams Media
Copyright © 2018 by Simon & Schuster, Inc.

Hinweis
Die Ratschläge in diesem Buch wurden von Autoren und Verlag mit Sorgfalt erarbeitet.
Eine Garantie für Richtigkeit und Erfolg kann jedoch nicht übernommen werden.
Ebenso ist eine Haftung der Autoren bzw. des Verlags und seiner Beauftragten bei
Schäden jedweder Art ausgeschlossen. Bestehende Erkrankungen gehören in ärztliche
Behandlung. Das Buch kann keinen fachärztlichen Rat ersetzen.

Die Deutsche Nationalbibliothek verzeichnet diese Publikation
in der Deutschen Nationalbibliografie; detaillierte bibliografische
Daten sind im Internet unter http://dnb.d-nb.de abrufbar.

Lizenzausgabe mit freundlicher Genehmigung
© dieser Ausgabe 2019 Anaconda Verlag GmbH, Köln
Alle Rechte vorbehalten.
Umschlaggestaltung: Harald Braun, Berlin
Umschlagmotive: brain and mind process, pack 03, 123rf.com/bloomua
Satz und Layout: Achim Münster, Overath
Printed in Czech Republic 2019
ISBN 978-3-7306-0690-2
www.anacondaverlag.de
info@anacondaverlag.de

POWER
FÜRS GEHIRN

244 Wege zur mehr Leistung,
Gesundheit und Glück

Aus dem Englischen von Felix Mayer

Anaconda

INHALT

EINLEITUNG

Wollen Sie das Beste aus Ihren kleinen grauen Zellen herausholen? Dann warten Sie nicht länger!

Seit Jahrhunderten suchen die Menschen nach Mitteln und Wegen, den Geist gesund und wach zu halten. Auch Sie können das schaffen. Noch nie war es so leicht wie heute, die Leistung des Gehirns zu steigern. Die Tipps in diesem Buch werden Ihnen dabei helfen, sich länger zu konzentrieren, Ihr Gedächtnis zu verbessern, geistig am Ball zu bleiben und Ihr Gehirn so fit wie möglich zu halten – und zwar unabhängig von Ihrem Alter.

Sie finden in diesem Buch über 200 Tipps, die Sie alle sofort ausprobieren können und die Ihnen in vielerlei Hinsicht helfen werden, die Gedächtnisleistung zu steigern, frischen Wind in Ihr Gehirn zu bringen und ihm neue Anregungen zu bieten. Alle Tipps in diesem Buch – sei es für eine Ernährung, die das Gehirn gesund erhält, oder zu Unternehmungen, die ihm neue Power verleihen – tragen dazu bei, dass das Gehirn fitter wird und besser funktioniert. Wenn Sie diese Tipps befolgen, werden Sie in allen Lebensbereichen bessere Leistungen erzielen, sowohl im Beruf wie auch im Privatleben.

Im Folgenden finden Sie Tipps dazu, mit welcher Ernährungsweise Sie Ihr Gehirn in Topform halten, welchen Unternehmungen Sie nachgehen sollten (und welche Sie vermeiden sollten), damit Ihr Gehirn in Schwung bleibt, sowie – basierend auf dem aktuellen Stand der Forschung – Hinweise dazu, wie Sie Ihre drei Pfund graue Zellen möglichst pfleglich behandeln. Ob Sie nur einen Tipp ausprobieren oder alle – mit diesem Buch machen Sie Ihr Gehirn fit und leistungsstark.

DIE RICHTIGE ERNÄHRUNG

Um Ihrem Gehirn Power zu verleihen, brauchen Sie die richtige Ernährung. Nehmen Sie daher viele pflanzliche Lebensmittel und gesunde Fette zu sich und essen Sie weniger tierische Lebensmittel und gesättigte Fette (die meist in fester Form wie etwa in Schmalz oder Butter vorkommen), denn gesättigte Fette verlangsamen das Denken. Pflanzliche Nährstoffe dagegen erhöhen die Gedächtnisleistung und senken den Blutdruck (zu hoher Blutdruck wirkt sich nicht nur auf das Herz, sondern auch auf das Gehirn negativ aus). Besonders zu empfehlen sind Bohnen und grünes Blattgemüse.

Die Top Ten der Nahrungsmittel

1. Bohnen und andere Hülsenfrüchte
2. Kokosöl
3. Fisch, vor allem fettreicher Fisch wie Thunfisch oder Lachs
4. Grünes Blattgemüse (z. B. Spinat, Grünkohl, Kopfsalat oder Rucola)
5. Nüsse, unbehandelt oder geröstet
6. Olivenöl
7. Kohl, wie etwa Blumenkohl
8. Fettarmes Geflügel, wie etwa Hühnchen oder Pute
9. Vollkorn
10. Wein, rot oder weiß (aber in Maßen!)

Die Flop Five der Nahrungsmittel

1. Butter und Margarine
2. Käse
3. Gebratenes
4. Gebäck und Süßspeisen
5. Rotes Fleisch, vor allem fettreiches Fleisch in verarbeiteter Form wie Speck und Wurst

Wie Forschungsergebnisse belegen, ist eine Ernährung, die hauptsächlich aus pflanzlichen Lebensmitteln besteht, am besten für das Gehirn.

VORSICHT MIT ALKOHOL

Übermäßiger Alkoholkonsum vermindert die Reaktionsfähigkeit, beeinträchtigt das Urteilsvermögen und führt unter Umständen sogar zu Bewusstlosigkeit und Erinnerungslücken – und das sind nur die kurzfristigen Folgen. Auf lange Sicht kann der Missbrauch von Alkohol dauerhafte Hirnschäden verursachen. Laut Studien des US-amerikanischen Instituts für Alkoholismusforschung kann das Gehirn durch fortwährenden Alkoholgenuss sogar schrumpfen! Außerdem werden dadurch anatomische Strukturen beschädigt, worunter der Informationsaustausch zwischen den Gehirnzellen leidet. In der Folge sind Denken und Reaktionsvermögen verlangsamt, selbst wenn wir stocknüchtern sind. Alkoholiker ernähren sich oftmals auch schlecht, was gleichfalls zu einer Schädigung des Gehirns führen kann. Genießen Sie Alkohol also in Maßen, am besten nicht mehr als zwei Gläser pro Tag, wenn Sie ein Mann sind, und nicht mehr als eines, wenn Sie eine Frau sind.

OMEGA-3-FETTSÄUREN

Um voll funktionsfähig zu sein, braucht unser Gehirn Omega-3-Fettsäuren. Weil unser Körper diese jedoch nicht selbst herstellen kann, müssen wir sie mit der Nahrung aufnehmen. Zwei Studien, die 2017 an der Universität von Illinois durchgeführt wurden, legen nahe, dass Omega-3-Fettsäuren die Gedächtnisleistung verbessern und jene Hirnregionen stärken, in denen die sogenannte fluide Intelligenz angesiedelt ist, also die Fähigkeit zur Problemlösung. Jüngste Forschungen stützen die These, dass eine erhöhte Zufuhr dieser Fettsäuren den altersbedingten Schwund kognitiver Fähigkeiten verlangsamt.

Forscher von der Universität Harvard haben außerdem herausgefunden, dass Omega-3-Fettsäuren Einfluss auf jene Hirnaktivitäten haben können, die bei Patienten mit bipolaren Störungen die typischen Stimmungsschwankungen auslösen. Sollte sich das in weiteren Studien bestätigen, könnten Omega-3-Fettsäuren auch bei der Behandlung anderer psychischer Erkrankungen eine Rolle spielen, wie etwa von Depressionen oder Schizophrenie.

Einige Studien haben gezeigt, dass Omega-3-Fettsäuren den Triglyceridspiegel im Blut sowie den Blutdruck senken können. Außerdem reduzieren sie das Homocystein im Blut, eine Aminosäure, die ab einem bestimmten Wert ein erhöhtes Risiko für Schlaganfälle, Alzheimer und andere Schädigungen des Gehirns darstellt.

Zu Lebensmitteln, die reich an Omega-3-Fettsäuren sind, gehören unter anderem:

- Leinsamen, Sojabohnen und Rapsöl
- Fettreicher Fisch, wie etwa Lachs, Thunfisch oder Sardinen
- Damit angereicherte Milch- und Sojaprodukte (achten Sie auf entsprechend deklarierte Produkte)
- Nüsse, vor allem Walnüsse
- Hülsenfrüchte, wie etwa Pintobohnen und Erbsen

ERSTELLEN SIE EINE TO-DO-LISTE

Eine To-do-Liste erstellen – das hört sich zunächst nicht so an, als könne man damit sein Gehirn in Schwung bringen, hat aber sehr wohl diesen Effekt. Das wirklich Wichtige zu identifizieren und alles Nebensächliche auszusortieren sind anspruchsvolle kognitive Vorgänge, und wenn Sie diese Fähigkeiten regelmäßig trainieren, halten Sie Ihr Gehirn in Topform. Eine komplexe Tätigkeit (»Steuererklärung machen«) in kleinere Einzelschritte aufzuteilen (»Verdienstbescheinigung besorgen«, »Testberichte über Steuersoftware lesen«), gehört ebenfalls zu den geistigen Funktionen, mit denen wir unser Handeln steuern. Wenn Sie eine To-do-Liste erstellen, dient diese nicht nur als Erinnerungshilfe für alles, was erledigt werden muss, sondern Sie schaffen damit in Ihrem Denken auch Platz für weitere Aufgaben. Außerdem kann so eine Liste positive Gefühle auslösen. Eine Studie hat gezeigt, dass jedes Mal, wenn wir einen Punkt in unserer Liste abhaken, Dopamin ausgeschüttet wird (Dopamin sorgt für Wohlbefinden und hebt die Stimmung). Setzen Sie deshalb ruhig auch kleinere Posten auf Ihre Liste, einfach nur, um sie abhaken zu können und sich dadurch zu belohnen. Ein Forscher weist darauf hin, dass es für das Gehirn wichtiger ist, möglichst viele Fortschritte zu verzeichnen als möglichst große. Konkret heißt das: An die Punkte »Spülmaschine ausräumen«, »Arbeitsflächen abwischen« und »Boden schrubben« einen Haken zu machen, ist weitaus befriedigender, als den Punkt »Küche putzen« durchzustreichen. (Dasselbe Glücksgefühl können Sie sich übrigens auch verschaffen, indem Sie etwas aufschreiben, das Sie bereits erledigt haben, und es dann durchstreichen.)

WENIGER STRESS

Wenn wir unter Stress stehen, glaubt das Gehirn, wir seien in Gefahr. Infolgedessen verfällt es in einen Zustand erhöhter Alarmbereitschaft und schüttet sogenannte Glukokortikoide aus. Wenn das Gehirn kein Signal erhält, dass die Gefahr vorüber ist, zirkulieren diese Stoffe weiter im Blutkreislauf und können sogar eine toxische Wirkung entfalten. Ein Gehirn im Zustand höchster Alarmbereitschaft ist ganz auf das Überleben konzentriert und hat daher keine Gelegenheit, zur Ruhe zu kommen und sich zu regenerieren.

Stress macht sich hauptsächlich durch folgende Symptome bemerkbar:

- Unfähigkeit zur Entspannung
- Emotionale Instabilität/Stimmungsschwankungen
- Kopfschmerzen
- Schlaflosigkeit

Stress wirkt sich negativ auf das Gehirn aus, weil er:

- Freie Radikale freisetzt, die Gehirnzellen zerstören
- Zu Vergesslichkeit führt
- Angstgefühle und Reizbarkeit steigert
- Die Entstehung neuer Gehirnzellen behindert
- Das Risiko seelischer Erkrankungen wie etwa Depressionen erhöht
- Das Gehirn schrumpfen lässt, was Störungen des Gedächtnisses und Schwierigkeiten bei der Entscheidungsfindung zur Folge hat
- Giftstoffe im Gehirn freisetzt
- Das Risiko erhöht, an Alzheimer oder einer anderen Form der Demenz zu erkranken
- Gehirnzellen vor dem Ende ihrer natürlichen Lebensdauer zerstört

Vermeiden Sie Stress und entlasten Sie so Ihr Gehirn. Registrieren Sie Stress frühzeitig, und nehmen sich vor, die Probleme zu lösen, die Sie lösen können (und sich mit dem Rest erst gar nicht lange aufzuhalten).

RUNTER MIT DEM KORTISOL

Chronischer Stress führt zu einem erhöhten Kortisolspiegel, der wiederum eine der Hauptursachen für das Absterben von Gehirnzellen ist. Eine jüngst veröffentlichte Studie konnte belegen, dass bei Alzheimerpatienten ein Zusammenhang zwischen den Kortisolwerten und der Geschwindigkeit besteht, mit der die degenerativen Prozesse voranschreiten. Erhöhte Kortisolwerte gehen mit einer Schrumpfung des Hippocampus einher, jener Gehirnregion, in der das Langzeitgedächtnis angesiedelt ist.

Alles, was Sie tun, um Stress zu reduzieren (wie Sport und gesunde Ernährung), senkt zugleich Ihren Kortisolspiegel. Nahrungsergänzungsmittel mit Fischöl oder auf pflanzlicher Basis, etwa mit Schlafbeere (auch als Indischer Ginseng bekannt), haben erwiesenermaßen denselben Effekt. Auch präbiotische und probiotische Nahrungsergänzungsmittel versprechen eine effektive Senkung des Kortisolspiegels.

ESSEN SIE IM KREIS IHRER LIEBSTEN

Wie oft in der Woche essen Sie mit Ihrer Familie zu Abend? Wenn Sie es wie die meisten Familien halten, dann vielleicht ein oder zwei Mal. Ansonsten essen Sie wahrscheinlich zwischendurch unterwegs, am Schreibtisch, vor dem Fernseher oder während Sie gerade mit etwas anderem beschäftigt sind. Studien haben jedoch gezeigt, dass es viele positive Effekte hat, wenn man sich gemeinsam zum Essen an den Tisch setzt. Menschen, die regelmäßig Mahlzeiten planen und zubereiten, essen mehr Obst und Gemüse und nehmen mehr Vitamine und Mineralstoffe zu sich – und all das hält das Gehirn auf Trab. Das Essen in Restaurants hat dagegen meist mehr Kalorien und ist fettreicher (die Menge auf dem Teller übersteigt zudem oft bei Weitem das, was man sich zu Hause als Portion nehmen würde).

Wenn Sie im Kreis Ihrer Familie essen, führen Sie nicht nur Ihrem Körper gesündere Nahrung zu, sondern Sie stärken damit auch die zwischenmenschlichen Beziehungen, und das ist ein entscheidender Faktor, wenn es darum geht, das Gehirn fit zu halten. Wenn Menschen Zeit mit der Familie verbringen, fühlen sie sich geliebt und empfinden ein Gefühl der Zugehörigkeit. Das gilt nicht nur für Kinder, sondern auch Erwachsene erleben, wie sich dadurch die Beziehungen zu den anderen Familienmitgliedern verbessern. Wie Studien gezeigt haben, sind Familien, die gemeinsam essen, nicht nur glücklicher, sondern auch emotional stabiler und können mit Rückschlägen und Krisen besser umgehen. Eine Studie konnte belegen, dass Mütter, die mit ihren Kindern essen, weniger gestresst sind als Mütter, die dies nicht tun. Das ist auch bei Müttern der Fall, die außer Haus einen anspruchsvollen Job haben und bei denen man deshalb erwarten würde, dass die Planung und Zubereitung von Mahlzeiten eher zusätzlichen Stress mit sich bringt.

KAMPF DEN FREIEN RADIKALEN

Beginnen wir diesen Tipp mit einer kurzen Wiederholung in Chemie. Können Sie sich noch an diese winzigen Teilchen namens Elektronen, Protonen und Neutronen erinnern, aus denen ein Atom besteht? Atome haben es am liebsten, wenn ihre Elektronen paarweise auftreten, denn das verschafft ihnen Stabilität. Instabile Atome (oder Atomgruppen) besitzen eines oder mehrere unpaarige Elektronen. Im menschlichen Körper versuchen diese instabilen Atome – die sogenannten freien Radikale –, sich zu vervollständigen, indem sie anderen Atomen Elektronen klauen. Ein solcher Diebstahl kann eine Kettenreaktion mit verheerenden Folgen auslösen.

Einige der freien Radikale sind Produkte natürlicher chemischer Reaktionen. Andere entstehen durch Stress, Traumata, Umweltverschmutzung, industriell verarbeitete Lebensmittel oder Drogen. Die freien Radikale unterstützen das Immunsystem, doch wenn sie im Übermaß vorhanden sind, beschädigen oder zerstören sie auch gesunde Körperzellen. Man vermutet, dass sie für über sechzig verschiedene Erkrankungen mitverantwortlich sind, unter anderem für Alzheimer.

Um die freien Radikale (manchmal auch Oxidantien genannt) im Zaum zu halten, braucht Ihr Körper Antioxidantien, die in zahlreichen Vitaminen und Mineralstoffen enthalten sind. Sie fangen die freien Radikale ab, bevor diese Schäden am Gehirn verursachen können. Meiden Sie überdies nach Möglichkeit den Kontakt mit Umweltgiften wie etwa Pestiziden, Lösungsmitteln, Autoabgasen und Tabakrauch.

ERNÄHRUNG MIT E

Vitamin E, ein natürliches Antioxidans, das in zahlreichen Lebensmitteln vorkommt, verringert die negativen Auswirkungen der freien Radikale. Untersuchungen lassen vermuten, dass der Schaden, den freie Radikale an Neuronen (Nervenzellen) anrichten, zumindest teilweise für die Entstehung von Alzheimer verantwortlich ist. In Tierversuchen konnte nachgewiesen werden, dass Vitamin E der schädlichen Wirkung der freien Radikale vorbeugt und die Entstehung von Defiziten im Erinnerungsvermögen verzögert. Bei Alzheimerpatienten, die zwei Jahre lang im Rahmen einer Studie beobachtet wurden, hemmten hohe Dosen Vitamin E das Fortschreiten der Erkrankung. Allerdings konnte nicht nachgewiesen werden, dass hohe Dosen Vitamin E bei gesunden Menschen die Alzheimer-Krankheit *verhindern*. Wenngleich Vitamin E als nicht-toxisch gilt, ist es ratsam, sich an der empfohlenen Tagesdosis zu orientieren, die altersabhängig und individuell verschieden ist.

Reich an Vitamin E sind unter anderem pflanzliche Öle, Nüsse und Samen, Weizenkeimöl, Erdnussbutter und grünes Blattgemüse.

GO WITH THE FLOW!

Der Psychologe Mihály Csikszentmihályi und ein Forscherteam von der University of Chicago haben als Erste den Zustand des Flow beschrieben und ihm auch seinen Namen verliehen. Damit wird ein Zustand der Konzentration bezeichnet, in den Menschen geraten, wenn sie ganz und gar in ihrem Tun aufgehen. Wer sich im Flow befindet, ist sich seiner selbst weniger bewusst als sonst und wird auch nicht so leicht abgelenkt, etwa von der Frage, wie spät es ist, oder von Hungergefühlen. Manche Menschen sprechen davon, dass sie sich »ganz in einer Tätigkeit verlieren« oder sich »wie in Trance« fühlen. Eine Flow-Erfahrung ist ein hervorragendes Mittel, um das Gehirn von Stress zu befreien.

Csikszentmihályi fand bei seinen Forschungen heraus, dass die intrinsische Motivation entscheidend ist, um den Flow-Zustand zu erreichen. Wer intrinsisch motiviert ist, begegnet auch schwierigen Situationen mit einer positiven Einstellung und ist dadurch glücklicher, optimistischer und kreativer als jemand, dem die intrinsische Motivation fehlt und der nur von der Aussicht auf Belohnungen von außen angetrieben wird, wie etwa der Gehaltszahlung. Wenn wir uns im Flow befinden, wird unser Gehirn von Substanzen überschwemmt, die Wohlbefinden auslösen, wie etwa Dopamin und Endorphine. Um diesen Zustand zu erreichen, darf die Tätigkeit weder zu leicht sein (sonst verlieren wir rasch die Lust daran) noch zu schwer (sonst sind wir gestresst und frustriert). Die Aufgabe muss genau unseren individuellen Fähigkeiten entsprechen. Wichtig ist auch, dass wir uns mit der Tätigkeit identifizieren. Wenn wir uns mit etwas abgeben, das uns nichts bedeutet, werden wir den Flow-Zustand nie erreichen, selbst wenn unsere Fähigkeiten dabei auf die Probe gestellt werden. Eine Möglichkeit, öfter in einen Flow zu gelangen, besteht darin, leichte Tätigkeiten kniffliger zu gestalten, indem man etwa versucht, sie schneller als gewöhnlich zu erledigen. Oder Sie halten sich das Resultat Ihrer Tätigkeit vor Augen und stellen sich zum Beispiel vor, um wie viel gemütlicher Ihre Wohnung sein wird, nachdem Sie ausgemistet haben. Sie können aber auch gezielt Dinge tun, die erfahrungsgemäß leicht zu einem Flow führen, wie Wandern, Malen oder Schreiben.

HÖREN SIE MIT DEM RAUCHEN AUF

Rauchen schadet Ihrem Herz und Ihrer Lunge, das wissen Sie natürlich. Bevor Sie sich die nächste Zigarette anzünden, können Sie aber einmal überlegen, welchen Schaden Sie damit in Ihrem Gehirn anrichten. Jüngste Forschungen haben gezeigt, dass bei Rauchern die Großhirnrinde, in der Denken, Gedächtnis, Wahrnehmung und Sprachvermögen angesiedelt sind, vergleichsweise dünn ist. Wenn Sie mit dem Rauchen aufhören, können bereits vorhandene Schäden teilweise rückgängig gemacht werden, auch wenn es natürlich gesünder ist, überhaupt nie geraucht zu haben. Rauchen verringert zudem die Blutzufuhr zum Gehirn und erhöht die Neigung zu Blutgerinnseln, wodurch das Schlaganfallrisiko steigt. Außerdem greift Nikotin die Innenwände der Blutgefäße an und erhöht so das Risiko einer Atherosklerose (Verengung der Arterien). Dadurch steigt die Wahrscheinlichkeit eines Schlaganfalls weiter. Jetzt möchten Sie aber noch eine gute Nachricht? Schon wenige Tage nach der letzten Zigarette macht sich Ihr Körper daran, all diese Schäden zu beheben. Wenn Sie jetzt mit dem Rauchen aufhören, reduzieren Sie das Risiko einer Demenzerkrankung und anderer Formen des geistigen Verfalls.

KAMPF DEM SCHLAGANFALL

Bei einem Schlaganfall wird die Blutzufuhr zum Gehirn unterbrochen, was zum Absterben von Gehirnzellen führt. Oft endet er tödlich (in Deutschland ist der Schlaganfall die dritthäufigste Todesursache). Führt er nicht zum Tod, hat er meist eine dauerhafte körperliche und/oder geistige Behinderung zur Folge. Ein Schlaganfall kann durch ein Blutgerinnsel oder die Verengung von Arterien (Atherosklerose) ausgelöst werden, gelegentlich auch durch äußere Verletzungen. Ab dem Alter von 55 Jahren steigt das Risiko eines Schlaganfalls signifikant an und wird im Lauf der Jahre immer größer. Eine aktuelle Langzeitstudie zum Thema Alzheimer und Alterungsprozess legt nahe, dass ein Schlaganfall später die Wahrscheinlichkeit erhöht, an Alzheimer zu erkranken.

Zu den Risikofaktoren für einen Schlaganfall gehören:

1. Hoher Blutdruck
2. Herzerkrankungen
3. Rauchen
4. Erhöhte Cholesterinwerte
5. Diabetes

Treffen einer oder mehrere dieser Punkte auf Sie zu, sollten Sie konkrete Schritte unternehmen, um Ihr Gehirn vor Folgeschäden zu schützen.

SEIEN SIE GLÜCKLICH

Von Bing Crosby gibt es den schönen alten Song »Let a smile be your umbrella«. Wir würden Ihnen zwar nicht empfehlen, den Schirm zu Hause zu lassen, wenn es Backsteine regnet, aber eine optimistische Grundhaltung – eine positive, zuversichtliche Einstellung, was die Zukunft und das Erreichen selbstgesteckter Ziele angeht – hat durchaus eine gewisse Schutzwirkung. Neuere Studien belegen, dass Menschen mit optimistischer Weltsicht weniger ängstlich sind. Außerdem ist bei ihnen der orbitofrontale Kortex stärker ausgeprägt, also jene Hirnregion, in der die Emotionen gesteuert werden. Durch ein traumatisches Ereignis (das dem Optimismus ohnedies zusetzt) kann dieser Teil des Gehirns an Volumen verlieren. Chronischer Stress führt dazu, dass die Gehirnzellen keine Verbindung mehr zum orbitofrontalen Kortex aufbauen können, sondern stattdessen eine Art Standleitung zu Angst und Sorge aufbauen. Die Forschung vermutet, dass in dem Maße, wie Stress und Traumata den orbitofrontalen Kortex in seinem Umfang schmälern, Optimismus und positives Denken dabei helfen können, ihn wieder in seine ursprüngliche Form zu bringen.

Andere Studien belegen einen Zusammenhang zwischen ausgeprägtem Optimismus und niedrigen Werten des Stresshormons Kortisol. Eine gewisse Unbekümmertheit ist also besser für Ihr Gehirn!

Realisten mögen zwar klarer sehen, wie es in der Welt so zugeht, aber Optimisten schützen ihr Gehirn. Seien Sie also optimistisch, wann immer Sie können. Das geht schon mit ein paar ganz einfachen Tricks:

- Bleiben Sie aktiv – sich in Problemen zu verbeißen, mindert den Optimismus.
- Drücken Sie sich affirmativ aus – das schaffen Sie!
- Machen Sie sich Ihre Erfolge klar – sie bleiben oft unbeachtet, wenn alles wie am Schnürchen läuft.
- Verwenden Sie keine negativen Wörter – halten Sie sich zurück, wenn Sie »unmöglich« oder »niemals« sagen wollen.
- Holen Sie sich Hilfe im Umgang mit der Vergangenheit – und überwinden Sie schmerzliche Erlebnisse.

BEUGEN SIE ALZHEIMER VOR

Die Alzheimer-Krankheit, eine schwerwiegende Demenzerkrankung, die Gedächtnis, Denken und Verhalten beeinträchtigt, tritt in zwei Formen auf: frühmanifest und spätmanifest. Wenn bei Menschen über 65 die geistigen Funktionen abnehmen, ist die Ursache in den meisten Fällen die spätmanifeste Form von Alzheimer. Die frühmanifeste Form ist dagegen weitaus seltener. Bei nur etwa fünf Prozent der Alzheimerpatienten treten die Symptome vor dem fünfundsechzigsten Lebensjahr auf. Im Gehirn der Betroffenen finden sich für die Erkrankung typische Proteine, die unnatürlich geformt sind und sogenannte Plaques und Verklumpungen bilden. Verklumpungen entstehen innerhalb der Nervenzellen, während Plaques normalerweise das Gewebe befallen, das die Nervenzellen umgibt. Diese neuen Strukturen treten für gewöhnlich in den Hirnregionen auf, in denen das Erinnerungsvermögen angesiedelt ist. In den 1980er-Jahren fanden Forscher heraus, dass bestimmte Bestandteile der Plaques, die Amyloidproteine, eine toxische Wirkung auf Gehirnzellen haben können. Jüngere Forschungsergebnisse lassen vermuten, dass das sogenannte Tau-Protein im Gehirn von Alzheimerpatienten für die Bildung der typischen Verklumpungen verantwortlich ist. Im Gehirn eines gesunden Menschen sorgen die Tau-Proteine für Stabilität in den Nervenzellen, bei Menschen, die an Alzheimer erkrankt sind, verformen sie sich jedoch und bilden Verklumpungen, die keine Funktion mehr erfüllen.

Wenn Sie das Risiko, an Alzheimer zu erkranken, so gering wie möglich halten wollen, dann gewöhnen Sie sich eine gesunde Lebensweise an: mit ausgewogener Ernährung, regelmäßiger Bewegung und vielen geistigen Herausforderungen.

TRINKEN SIE KAFFEE

Vor einiger Zeit noch hatte die morgendliche Tasse Kaffee einen ziemlich schlechten Ruf. Diese Unmengen an Koffein! Wie konnten Sie das nur trinken? Doch mittlerweile ist Kaffee einigermaßen rehabilitiert. Forscher haben herausgefunden, dass man dem schwarzen Gebräu Unrecht getan hat. Jeden Morgen eine Tasse Kaffee zu trinken, tut dem Gehirn sogar gut. Kaffee hat nämlich zwei positive Effekte:

Erstens hemmt er die Ausschüttung des Neurotransmitters Adenosin, indem er ihn an die Rezeptoren bindet. Adenosin ist ein Stoff, der Müdigkeit verursacht. Das können Sie brauchen, wenn Sie schlafen gehen, aber nicht, wenn Sie mit dem Chef über eine Gehaltserhöhung verhandeln. Genehmigen Sie sich eine Tasse Kaffee, dann fühlen Sie sich wacher und konzentrierter.

Zweitens hält Koffein Ihr Gehirn davon ab, Dopamin zu absorbieren. Dopamin ist ein Neurotransmitter, der für gute Laune sorgt. Mit Kaffee bleiben Sie also längere Zeit guter Stimmung.

Eine Studie hat gezeigt, dass der Genuss von Kaffee depressive Verstimmungen und sogar suizidale Neigungen verringert. Außerdem gibt es Hinweise darauf, dass Kaffee vor Parkinson und Alzheimer schützt.

Aber auch hier darf es natürlich nicht des Guten zu viel werden. Wenn Sie pro Tag mehr als 400 mg Koffein zu sich nehmen – das entspricht etwa drei bis vier Tassen Kaffee –, überwiegen die Nachteile. Zu viel Koffein kann beispielsweise Migräneanfälle auslösen. Auch Schlaflosigkeit, innere Unruhe und verstärkter Harndrang können die Folge sein. Und wenn Sie Kaffee auf leeren Magen trinken, kann das zu Sodbrennen führen. Manche Menschen, vor allem solche, die ohnehin schnell unruhig werden, macht Kaffee auch hibbelig und nervös. Wenn Sie eine dieser Nebenwirkungen verspüren, sollten Sie Ihren Kaffeekonsum reduzieren.

ZÄHLEN SIE IHRE ATEMZÜGE

Kennen Sie den Tipp, bis zehn zu zählen, um nicht in Rage zu geraten? Das funktioniert, denn indem Sie kurz innehalten, bevor Sie reagieren, verschaffen Sie sich etwas Abstand. Danach können Sie besonnener antworten und vermeiden den Wutanfall, der gerade eben noch drohte. Denselben Effekt erzielen Sie, indem Sie Ihre Atemzüge zählen. Wenn Sie verärgert sind, vor etwas Angst haben oder verwirrt sind, konzentrieren Sie sich ein paar Augenblicke lang auf Ihren Atem. Versuchen Sie nicht, ihn zu kontrollieren, sondern atmen Sie einfach ein paar Mal tief durch und zählen Sie dabei mit: Einatmen + Ausatmen = ein Atemzug. Schon nach wenigen Augenblicken werden Sie sich weniger gestresst fühlen. Indem Sie Ihre Atemzüge zählen, trainieren Sie Ihre Achtsamkeit: Sie konzentrieren sich ganz auf die Gegenwart und denken an nichts sonst. Wie wir aus zahlreichen Studien wissen, tragen Achtsamkeitsübungen dazu bei, die Gedächtnisleistung zu verbessern und kognitive Fähigkeiten auszubauen. Sie brauchen dazu weder zu meditieren noch Mantras aufzusagen. Zählen Sie einfach nur bis zehn!

BEKÄMPFEN SIE DIE DEPRESSION

Eine Depression ist eine affektive Störung, die durch Niedergeschlagenheit und Antriebslosigkeit charakterisiert ist. Viele Menschen sind davon betroffen. Manche erleben nur einmal eine leichte Episode, andere dagegen leiden über einen langen Zeitraum hinweg unter einer schweren Depression, und selbst die einfachsten Dinge, wie morgens aufzustehen und zu duschen, gelingen ihnen nur unter gewaltigen Anstrengungen. In einer Depression zu versinken, tut natürlich auch Ihrem Gehirn nicht gut. Wenn Sie sich über viele Tage oder gar Wochen hinweg niedergeschlagen fühlen und der Alltag Ihnen Schwierigkeiten bereitet, sollten Sie sich als Erstes professionelle Hilfe holen. Darüber hinaus können Sie aber auch selbst einiges tun, um die Depression zu bekämpfen:

1. Schaffen Sie sich eine Struktur. Erstellen Sie einen Zeitplan und legen Sie etwa eine bestimmte Uhrzeit fest, zu der Sie aufstehen, sowie feste Essenszeiten.

2. Gehen Sie spazieren. Wenn Sie sich ein paar Mal pro Woche ein wenig Bewegung verschaffen, produziert Ihr Gehirn Glückshormone, die Ihre Stimmung spürbar heben.

3. Essen Sie ordentlich. Mehr als sonst brauchen Sie jetzt eine gute Ernährung.

4. Sorgen Sie für Abwechslung. Machen Sie etwas völlig anderes. Besuchen Sie Kurse, treten Sie einem Verein bei, lassen Sie sich von etwas Neuen anregen.

5. Schlafen Sie ausreichend – aber nicht zu lange. Die meisten Menschen brauchen pro Nacht zwischen sieben und neun Stunden Schlaf, um ihre volle Leistungsfähigkeit zu erreichen. Depressive Menschen schlafen oft länger oder kürzer. Sorgen Sie dafür, dass Sie genau die Menge bekommen, die Sie brauchen.

6. Machen Sie das, was Ihnen früher schon Spaß gemacht hat oder was Sie als Bereicherung empfunden haben. Auch wenn Sie jetzt nicht mehr so viel Freude daran haben – machen Sie es trotzdem. Geben Sie nicht auf.

FÜHREN SIE TAGEBUCH

Wenn Sie ein Tagebuch führen – handschriftlich, nicht am Computer –, hat auch Ihr Gehirn etwas davon. Jüngere Studien haben gezeigt, dass wir durch das Schreiben mit der Hand das Gedächtnis stärken, die Koordination der beiden Gehirnhälften fördern (indem wir Informationen aus beiden Gehirnhälften kombinieren, steigern wir unsere Wahrnehmungsfähigkeit) und außerdem das Denken und die Kreativität anregen, weil das langsame Schreiben mit der Hand Raum für Reflexion lässt. Wenn wir schreiben statt zu tippen, werden auch mehr Hirnareale aktiviert, vor allem der Motorkortex. Und nur ein aktives Gehirn ist ein gesundes Gehirn! Mit der Hand zu schreiben dient auch dem Stressabbau, denn repetitive Handlungen können eine beruhigende Wirkung haben. Dieser Effekt tritt vor allem dann ein, wenn Sie etwas Angenehmes aufschreiben, wie etwa fünf Dinge, für die Sie dankbar sind – statt tausend gute Gründe, Ihren Chef zu hassen.

EINS NACH DEM ANDEREN

Wer eine Menge Dinge gleichzeitig tun kann, gilt als tüchtig und produktiv. Neuere Forschungsergebnisse zeigen jedoch, dass das Multitasking – also das Erledigen mehrerer Aufgaben gleichzeitig – seine Tücken hat. Erstens ist unser Gehirn dazu gar nicht in der Lage. Vielmehr wendet es sich in dauerndem Wechsel erst der einen und dann der anderen Tätigkeit zu: hin und her, hin und her. Das Problem dabei ist, dass unser Gehirn nicht seine volle Leistung bringen kann, wenn es ständig auf diese Art abgelenkt wird. Beim Multitasking leidet mit ziemlicher Sicherheit die Qualität unserer Arbeit und wir werden weniger effizient sein. Die allermeisten Menschen sind schneller, wenn sie eine Aufgabe nach der anderen erledigen, und außerdem unterlaufen ihnen dabei weniger Fehler. Nur ein sehr geringer Anteil der Menschen ist wirklich gut im Multitasking – ihr Gehirn ist tatsächlich in der Lage, mehrere Aufgaben gleichzeitig zu erledigen. Sie können getrost davon ausgehen, dass Sie nicht zu dieser Minderheit gehören. Eine Studie hat gezeigt, dass ausgerechnet die Menschen, die sich für Spezialisten in Sachen Multitasking halten, es tatsächlich überhaupt nicht hinkriegen. Aus einer anderen Studie geht hervor, dass Menschen, die versuchen, gleichzeitig mehreren Aufgaben nachzugehen, weitaus größere Schwierigkeiten haben, sich zu konzentrieren und sich an Informationen zu erinnern, als Menschen, die eine Aufgabe nach der anderen erledigen. Menschen, die regelmäßig Multitasking betreiben, gewöhnen ihr Hirn daran, weniger effizient zu arbeiten. Sie tun sich schwer, ihr Denken zu ordnen und sich auf das zu konzentrieren, was wichtig ist. Das führt dazu, dass sie insgesamt langsamer sind als Menschen, die eins nach dem anderen machen. Verschaffen Sie Ihrem Gehirn eine Pause und lassen Sie das Multitasking sein!

GRÜNER TEE

Grüner Tee hilft angeblich dabei, in tiefere Schichten des Bewusstseins vorzudringen, besonders wenn man ihn vor dem Meditieren trinkt. Wissenschaftlich bewiesen ist, dass grüner Tee die Aminosäure Theanin enthält, die Konzentration und Aufmerksamkeit fördert und zugleich Erschöpfung und Stress reduziert.

Die bekannteste und kräftigste Variante des Grüntees heißt Matcha. Dafür werden die Pflanzen etwa drei Wochen vor der Ernte beschattet, wodurch der Theaningehalt der Blätter steigt. Diese werden nach der Ernte gemahlen und mit heißem Wasser zu einem Getränk vermischt. (Für gewöhnlich entfernt man nach dem Ziehen die Blätter aus dem Tee.) Wird der Tee auf diese Weise als Mischgetränk und nicht als Abguss getrunken, kann der Körper mehr von den Nährstoffen aufnehmen.

Grüner Tee enthält Antioxidantien und Nährstoffe, die die Leistung des Gehirns fördern. Außerdem enthält er Polyphenole, die die Gedächtnisleistung erhöhen, das Lernvermögen steigern und die kognitiven Fähigkeiten verbessern.

SEIEN SIE HILFSBEREIT

Ehrenamtliches Engagement ist bekanntlich gut für die Gesellschaft. Aber wussten Sie, dass es auch gut für Ihr Gehirn ist? Schon seit Langem weiß die Forschung, dass wir uns besser fühlen, wenn wir anderen helfen. Wenn wir Hilfe leisten, produziert unser Gehirn Dopamin, Endorphine und andere Glückshormone. Eine Studie, die kürzlich an der Johns Hopkins University durchgeführt wurde, konnte neben dem unmittelbaren Glücksgefühl, das hilfreiche Taten auslösen können, auch langfristige positive Auswirkungen belegen. Bei Menschen, die sich ehrenamtlich engagieren, wurde festgestellt, dass das Erinnerungszentrum im Gehirn, das für gewöhnlich im Lauf der Zeit schrumpft, seine Größe beibehält oder sogar wächst. Insbesondere bei Frauen trägt ehrenamtliche Arbeit zur Verbesserung der körperlichen Gesundheit bei, die natürlich auch ein entscheidender Faktor für das Funktionieren des Gehirns ist. Die Forscher vermuten, dass die Stärkung des Körpers auch zu einer Stärkung der kognitiven Funktionen führt, mit denen wir unser Handeln steuern, etwa der Fähigkeit, Entscheidungen zu treffen. Eine andere Studie fand heraus, dass ehrenamtlich Tätige einen niedrigeren Blutdruck haben und damit ein geringeres Risiko eines Schlaganfalls oder anderer Erkrankungen.

Ehrenamtliches Engagement hält unser Gehirn in Schwung, weil wir dabei im Team arbeiten (soziale Kontakte sind gut fürs Gehirn), Probleme lösen (Übung macht den Meister) und unser Wissen mit anderen teilen (ein Ziel vor Augen zu haben, ist das höchste Glück für das Gehirn). Mit anderen Worten: Sie können noch so fleißig vor sich hin werkeln, womöglich noch alleine – es wird Ihr Gehirn nie dermaßen effektiv in Schwung bringen.

LASSEN SIE SICH TOMATEN SCHMECKEN

Karotinoide hat Ihr Gehirn besonders gern. Diese sorgen unter anderem dafür, dass freie Radikale neutralisiert werden, bevor sie größeren Schaden anrichten können. Tomaten enthalten eine Menge Karotinoide, also schlagen Sie zu! Kürzlich durchgeführte Studien mit Patienten, die unter kognitiven Einschränkungen oder Alzheimer leiden, haben gezeigt, dass die Probanden nach dem Verzehr von Tomaten einen erhöhten Karotinoidspiegel im Blut hatten. Werden Tomaten gekocht, kann der Körper die Karotinoide leichter resorbieren – also halten Sie sich bei Tomatensoße nicht zurück. Und geben Sie ruhig ein paar Tropfen Olivenöl hinzu. Weil Karotinoide fettlöslich sind, können Sie dadurch noch mehr von diesen wunderbaren Stoffen aufnehmen. Nur häuten sollten Sie die Tomaten nicht, denn die meisten Nährstoffe befinden sich direkt unter der Schale.

TEMPO FÜR DEN STOFFWECHSEL

Mit dem Begriff Stoffwechsel bezeichnet man die Gesamtheit aller Prozesse, die in unserem Körper ablaufen, von der Abwehr einer Infektion über die Verdauung bis zur Versorgung des Gehirns mit Blut. Dabei werden in den Zellen Nährstoffe und andere Substanzen in ihre Bestandteile zerlegt, wodurch Energie freigesetzt und neue Moleküle wie etwa Proteine gebildet werden. Einer Studie zufolge, die kürzlich von Forschern der McGill University und der Universität Zürich durchgeführt wurde, hat der Stoffwechsel im Gehirn Einfluss darauf, wie Informationen übermittelt werden. Die Wissenschaftler haben daraus geschlossen, dass manche Menschen, die an Epilepsie leiden, ihre Anfälle durch eine spezielle Diät besser in den Griff bekommen können. Es besteht also eine Verbindung zwischen der Art, wie Gehirnzellen Energie gewinnen, und wie sie miteinander kommunizieren. Auch der Glukosestoffwechsel im Gehirn hat Einfluss auf die Hirnfunktionen, insbesondere auf das Erinnerungsvermögen. Studien haben gezeigt, dass ein gleichbleibender Glukosegehalt für das Gehirn am besten ist und ein zu hoher oder zu niedriger Gehalt sich negativ auf die Gehirntätigkeit auswirkt.

Hier sind ein paar Tricks, mit denen Sie Ihren Stoffwechsel auf die Überholspur bringen können:

- Beginnen Sie den Tag mit einem Frühstück. Dadurch wacht auch Ihr Stoffwechsel auf.
- Nehmen Sie über den Tag verteilt mehrere kleinere Mahlzeiten und Snacks zu sich. So sorgen Sie für einen gleichbleibenden Stoffwechsel und vermeiden die Höhen und Tiefen, die entstehen, wenn Sie seltener, dafür aber in größeren Mengen essen.
- Essen Sie ausreichend, aber nicht im Übermaß. Sowohl zu viel als auch zu wenig schadet Ihrem Stoffwechsel.
- Verzichten Sie auf künstliche Süßstoffe. Sie wirken sich negativ auf den Stoffwechsel aus.
- Trinken Sie öfter mal ein Tässchen Kaffee. Das bringt den Stoffwechsel in Schwung.

NEHMEN SIE DIE ANDERE HAND

Wenn Sie so veranlagt sind wie der größte Teil der Menschheit, haben Sie eine dominante Hand, also eine Hand, die Sie bei den meisten Tätigkeiten verwenden. Ihre Standardhand, sozusagen. Vermutlich ist das bei Ihnen die rechte Hand, so wie bei rund neunzig Prozent der Bevölkerung. Nur wenige Menschen – etwa ein Prozent – können beide Hände gleichwertig einsetzen. In diesen Fällen spricht man von Beidhändigkeit (wissenschaftlich Ambidextrie genannt). Dass die meisten von uns nur eine Hand verwenden, liegt ganz einfach daran, dass unser Gehirn träge ist. Wenn wir eine Tätigkeit wie etwa das Schreiben immer mit derselben Hand erledigen, kann das Gehirn auf altbewährte Muster zurückgreifen. Eine Möglichkeit, dem Verlust kognitiver Fähigkeiten vorzubeugen, besteht darin, aus diesem Trott auszubrechen. Wir müssen unser Gehirn immer wieder stimulieren, etwa indem wir gewohnte Dinge auf ungewohnte Art und Weise tun. Die linke Gehirnhälfte steuert die Bewegungen der rechten Körperhälfte (und umgekehrt). Wenn wir daher eine Tätigkeit mit der anderen als der gewohnten Hand erledigen, aktivieren wir andere Hirnregionen. Putzen Sie sich zum Beispiel einmal die Zähne mit Ihrer nicht-dominanten Hand oder nehmen Sie beim Essen Messer und Gabel in die jeweils andere Hand (alle Achtung, wenn Sie dabei nicht kleckern). Wenn sich das komisch anfühlt, ist das nur ein Zeichen dafür, dass Sie Ihrem Gehirn etwas Ungewohntes abverlangen.

ABMARSCH!

Jede Art von Bewegung tut Ihrem Gehirn gut, aber Gehen hat einige besonders positive Auswirkungen. Forscher der New Mexico Highlands University haben herausgefunden, dass »die Belastung der Füße beim Gehen Druckwellen durch die Arterien sendet, die die Blutversorgung des Gehirns signifikant verändern und erhöhen können« (ScienceDaily.com).

Darüber hinaus hebt Gehen die Stimmung, was gleichfalls von Vorteil ist. Und wenn Sie sich mit einem kniffligen Problem herumschlagen, finden Sie die Lösung vielleicht bei einem langen Spaziergang, weil dabei die kreativen Hirnregionen stimuliert werden. Es gibt auch Hinweise darauf, dass Gehen die Gedächtnisleistung verbessert. Also nichts wie rein in die Schuhe und los geht's!

RAUS AUS DEN SOZIALEN NETZWERKEN

Auch wenn es noch so schön ist, in sozialen Netzwerken Kontakt zu alten Freunden aufzunehmen – Ihr Gehirn kann dabei Schaden erleiden. Wahrscheinlich kennen Sie das: Sie wollen nur mal eben für ein paar Minuten auf Facebook gehen, und drei Stunden später fragen Sie sich, wo die Zeit geblieben ist. (All die süßen Kätzchen!) Oder Sie warten darauf, dass Ihre Freunde etwas »liken«, und kommen sich irgendwann vor wie eine Laborratte, die auf einen Hebel drückt, um eine Belohnung zu bekommen. Eine deutsche Studie hat ergeben, dass ein Drittel der Menschen sich nach einem Besuch auf Facebook schlechter fühlt als vorher, und »schlechter« bedeutet hier einsam, frustriert und/oder traurig. Bei einer anderen Studie ging es den Probanden umso schlechter, je mehr Zeit sie auf Facebook verbrachten. Die Wissenschaft spricht hier schon von der »Facebook-Depression«. So viel zum Thema Freunde finden mit Facebook. Und der Vergleich mit der Laborratte? Der ist durchaus berechtigt, denn soziale Netzwerke können zu Abhängigkeiten führen (für die unser Gehirn nun mal anfällig ist). Das Gehirn will die Belohnung, und welche größere Belohnung könnte es geben als den hochgereckten Daumen unter dem eigenen Post? Eine Studie der Stanford University hat gezeigt, dass Menschen, die viel Zeit in sozialen Netzwerken verbringen, Schwierigkeiten haben, unwichtige Informationen auszusortieren, und sogar noch größere Schwierigkeiten, sich Dinge zu merken. Das heißt nun aber nicht, dass Sie sich von heute auf morgen aus den sozialen Netzwerken ausklinken und sich in eine Einsiedlerhütte im Wald verziehen sollen. Wenn Sie mit anderen Menschen in sozialen Netzwerken maßvoll Kontakt halten, bleiben Sie auf dem Laufenden, können sich selbst einbringen und Teil einer Gemeinschaft werden. Das Zauberwort lautet hier *maßvoll*.

ENDORPHINRAUSCH

Wussten Sie, dass Bewegung nachweislich gegen schwere Depressionen hilft? Wenn wir uns bewegen, schüttet unser Körper Glückshormone aus, die die Stimmung heben, wie etwa Endorphine. Endorphine sind Neurotransmitter, also Botenstoffe, mittels derer die Nervenzellen untereinander kommunizieren. Sie unterdrücken das Schmerzempfinden und heben die Laune. Doch nicht nur durch Bewegung können Sie Ihr Gehirn dazu bringen, Sie mit diesen wohltuenden Stoffen zu belohnen. Auch bestimmte Duftstoffe, wie etwa Lavendel, sorgen für die Produktion von Endorphinen. Scharfe Gewürze haben dieselbe Wirkung. Capsaicin – der Wirkstoff, der für den scharfen Geschmack verantwortlich ist – regt das Gehirn zur Ausschüttung von Endorphinen an. Aber auch wenn Sie es nicht gern scharf haben – alles, was Sie gern mögen, kann Sie ein kleines bisschen glücklicher machen.

ROH IST NICHT GLEICH BESSER

Die Verfechter der Rohkost behaupten ja gerne, dass Lebensmittel beim Kochen ihren Nährwert verlieren, aber Forschungen belegen, dass es sich manchmal genau andersherum verhält. Wie etliche Studien gezeigt haben, nehmen wir Nährstoffe besser auf, wenn die Zutaten gekocht wurden. Das Karotinoid Lycopin etwa kann unser Körper nur schwer resorbieren, wenn wir es in Form von Rohkost zu uns nehmen. Studien belegen, dass Menschen, die sich von Rohkost ernähren, niedrige Lycopinwerte aufweisen. Aber auch Antioxidantien werden durch den Prozess des Kochens freigesetzt. Karotinoide und Antioxidantien sind für ein funktionstüchtiges Gehirn von essenzieller Bedeutung.

Manche Vitamine gehen beim Kochen zwar verloren, wie etwa Vitamin C und einige B-Vitamine, doch insgesamt erhöht Kochen die Bioverfügbarkeit von Nährstoffen. Indem Sie hin und wieder Rohkost zu sich nehmen, sorgen Sie für eine ausgewogene Ernährung. Die gesündesten Garmethoden sind Dämpfen und Kochen, aber wenn Sie Gemüse nur gebraten mögen, dann braten Sie es eben.

BLEIBEN SIE EISERN

Ihr Gehirn braucht Eisen. Eisen fördert die kognitiven Leistungen – so schneiden etwa Kinder, die an Eisenmangel leiden, in Mathe- und Sprachtests schlechter ab. Jüngere Studien belegen, dass sich schon ein leichter Eisenmangel negativ auf die Leistungsfähigkeit des Gehirns auswirken kann. Unser Körper braucht Eisen für die Produktion von Myelin, das die Nervenzellen wie ein schützender Mantel umgibt und so für ein hohes Tempo in der Übertragung von Signalen zwischen den Nervenzellen sorgt. Ist diese Ummantelung defekt, kann das komplette Nervensystem, einschließlich des Gehirns, nicht korrekt funktionieren. Wenn Sie an Eisenmangel leiden, genügt es unter Umständen nicht, die Ernährung umzustellen, und Sie müssen auf Nahrungsergänzungsmittel zurückgreifen. Aber übertreiben Sie es nicht. Wenn Sie zusätzlich Eisen einnehmen, kann das Nebenwirkungen zur Folge haben wie Übelkeit, Erbrechen, Verstopfung, Durchfall, schwarzen Stuhl und/oder Beschwerden im Unterbauch. Um diese Nebenwirkungen gering zu halten, sollten Sie den Empfehlungen Ihres Arztes folgen und die Mittel stets zu den Mahlzeiten einnehmen.

VERLEIHEN SIE IHREM LEBEN WÜRZE

Kurkuma *(Curcuma longa)* ist eines der Gewürze, die üblicherweise in Currymischungen verwendet werden, und kommt schon seit Jahrhunderten in der traditionellen Medizin zum Einsatz, hauptsächlich wegen seiner schmerzlindernden und entzündungshemmenden Wirkung. Die Forschung interessiert sich für seine positiven Auswirkungen auf das Gehirn, seit man festgestellt hat, dass die Alzheimer-Erkrankung in Indien, wo die Menschen viel Curry und daher Kurkuma zu sich nehmen, seltener auftritt als in Ländern, in denen die Menschen dieses Gewürz nicht so häufig oder gar nicht verwenden.

Eine jüngere Studie hat gezeigt, dass Kurkuma dem Gehirn hilft, Schäden zu beheben und neue Zellen zu bilden, und daher vielleicht bei der Behandlung neurologischer Erkrankungen wie Alzheimer und Parkinson eine Rolle spielen könnte. Einer anderen Studie zufolge kann Kurkuma wegen seiner entzündungshemmenden Eigenschaften bei Alzheimerpatienten zur Heilung von Hirnschäden beitragen. Die Analyse mehrerer Studien zur Wirkung von Kurkuma hat ergeben, dass das Gewürz in der Lage ist, den Cholesterinspiegel zu senken und somit das Risiko eines Schlaganfalls zu verringern, und dass es die Neurotoxizität von Metallen wie Eisen oder Kupfer senken kann, indem es sie bindet. Allerdings kann der Körper nur einen geringen Anteil des Kurkuma, das wir zu uns nehmen, auch resorbieren. Daher sollte es mit der Nahrung eingenommen werden. Wenn Sie Probleme mit der Leber oder der Gallenblase haben, sollten Sie auf Kurkuma verzichten und es auf keinen Fall in Form von (oft hoch dosierten) Nahrungsergänzungsmitteln zu sich nehmen. Auch Wechselwirkungen mit Blutverdünnern oder bestimmten Schmerzmitteln (sogenannten nichtsteroidalen Antirheumatika wie ASS) sind möglich, also ziehen Sie Ihren Arzt zu Rate, falls Sie solche Medikamente nehmen. Ansonsten: Lassen Sie sich Ihr Curry schmecken!

LACHEN SIE

Ja, genau: Lachen Sie! Lachen ist für Seele und Körper wirklich die beste Medizin. Zum einen verschafft uns der Sinn für Humor die notwendige Erholung vom Stress. Wenn wir uns über Probleme nicht den Kopf zerbrechen, sondern über sie lachen, erscheinen sie uns gleich weniger dramatisch und leichter zu lösen. Humor stärkt aber auch die kognitiven Funktionen, weil er den Geist wach hält und kreatives Denken fördert – probate Mittel im Kampf gegen altersbedingte Einschränkungen. Außerdem kann er dabei helfen, emotionale Spannungen zu lösen. Darüber hinaus kräftigt Lachen das Herz, sorgt für eine verbesserte Sauerstoffzufuhr zum Gehirn, senkt den Blutdruck und trainiert die Muskeln im Gesicht sowie in Nacken, Brust und Becken, ähnlich wie Yogaübungen, die beim Stressabbau helfen. Dadurch bleiben die Muskeln locker und können sich leichter entspannen. Wenn wir lachen, werden im Körper die sogenannten T-Zellen aktiviert, die eine wichtige Rolle im Immunsystem spielen. Leihen Sie sich also einen lustigen Film aus, gehen Sie ins Kabarett, sehen Sie sich im Fernsehen eine Comedyshow an – und lachen Sie!

SUCHEN SIE SICH EINEN NEUEN JOB

Rund vierzig Prozent aller Erwerbstätigen sind mit ihrem Beruf unzufrieden. Nun ließe sich einwenden, das sei nun einmal der Preis dafür, dass man die Miete zahlen kann, aber wenn Sie unzufrieden mit Ihrer Stelle sind, ist das Gift für Ihr Gehirn. Zwar halten wir es für normal, dass der Job nervt, aber Menschen, die Freude an ihrem Beruf haben, sind produktiver und haben mehr Erfolg. Eine von der Ohio State University durchgeführte Studie konnte zeigen, dass Menschen, die mit ihrem Beruf unzufrieden sind, häufiger an Depressionen und Schlaflosigkeit leiden. Sie machen sich zudem mehr Sorgen als Leute, die ihrem Job gerne nachgehen.

Doch auch die Frage, wie anregend ein Beruf wirkt, ist von Bedeutung. Ein Job, der uns nur vor geringe geistige Anforderungen stellt oder bei dem wir viel Zeit allein verbringen, tut unserem Gehirn nicht gut. Aus einem Bericht der University of Wisconsin geht hervor, dass Berufe, die mit komplexer sozialer Interaktion verbunden sind, einen wirksamen Schutz vor Alzheimer darstellen. Denken Sie also ruhig einmal genauer über Ihren Job nach. Ist er gut oder schlecht für Ihr Gehirn?

BEWEGUNG

Regelmäßige Bewegung hält den Geist fit. Forscher empfehlen mindestens zwanzig Minuten täglich, aber dreißig bis sechzig Minuten sind besser. Ausdauersportarten wie Joggen oder Schwimmen regen die Blutzirkulation an, wodurch das Gehirn mit Sauerstoff und Glukose versorgt wird – zwei Stoffe, ohne die es gar nicht funktioniert. Wenn wir uns regelmäßig bewegen, entstehen im Gehirn auch mehr von den Substanzen, die zum Schutz und zur Produktion von Nervenzellen benötigt werden. Auch wenn noch nicht wissenschaftlich belegt ist, dass zwischen Bewegung und einer verstärkten Produktion von Nervenzellen ein Zusammenhang besteht, untersuchen bereits zahlreiche Forscher, darunter solche, die sich mit Alzheimer befassen, wie regelmäßige körperliche Anstrengung die Informationsübermittlung im Gehirn aufrechterhält. Das Institut für Gesundheitsvorsorge der USA empfiehlt 150 Minuten mäßiges Ausdauertraining pro Woche, wodurch man viele Risiken senken kann: das des vorzeitigen Todes, koronarer Herzerkrankungen, von Schlaganfällen, Bluthochdruck, Typ-2-Diabetes und Depressionen.

Doch Bewegung tut nicht nur dem Körper, sondern auch der Seele gut. Sie fördert das Selbstwertgefühl und das Selbstvertrauen. Wer sich ausreichend bewegt, geht mit offenen Augen und aufrechten Schrittes durchs Leben.

RAN AN DIE HANTELN

Wenn Sie die Produktion von Gehirnzellen anregen wollen, sollten Sie sich nicht auf eine Art von Sport oder Bewegung, wie etwa Ausdauertraining, beschränken. Eine Studie aus dem Jahr 2016 konnte nachweisen, dass bei älteren Erwachsenen, die unter einem Verlust der kognitiven Fähigkeiten leiden, Hanteltraining zu einer signifikanten Verbesserung führt. Dehnübungen allein haben dagegen keinen Effekt. Nach Ansicht der meisten Gesundheitsexperten reichen dreißig bis vierzig Minuten Gewichtstraining pro Woche aus, um bei bester Gesundheit zu bleiben. Das führt zu einer deutlichen Steigerung der Muskelkraft, fördert den Gleichgewichtssinn und erhöht die Beweglichkeit – und all das kommt auch Ihrem Gehirn zugute.

ALLES IN MASSEN

Eine Studie hat einmal die Lebensdauer männlicher Absolventen der Universität Harvard untersucht. Dabei wurden drei Gruppen unterschieden: Leistungssportler, Männer, die gelegentlich Sport trieben, und solche, die sich nicht sportlich betätigten. Entgegen allen Erwartungen erreichten nicht die Leistungssportler, die mutmaßlich am intensivsten trainierten, die längste Lebensdauer, sondern jene Absolventen, die nur gelegentlich Sport trieben.

Was folgt daraus? Zunächst einmal, dass mäßige körperliche Aktivität im Hinblick auf eine lange Lebensdauer am besten ist. Sie brauchen nicht zu trainieren, als wollten Sie sich für die Olympischen Spiele qualifizieren, denn zu viel Training ist ebenso schädlich wie zu wenig. Studien legen nahe, dass übermäßiges Training sogar dazu führt, dass der Körper weniger neue Gehirnzellen produziert. Bei einer Studie wurde festgestellt, dass Ratten, die sich extrem viel bewegen, nur halb so viele neue Gehirnzellen produzieren wie Ratten, die sich überhaupt nicht bewegen. Auch wenn das nicht ohne Weiteres auf Menschen übertragbar ist, vermuten Forscher, dass sich bei Leuten, die zu viel trainieren, ganz ähnliche Folgen einstellen.

Es kommt darauf an, sämtliche Funktionen von Körper und Gehirn zu kräftigen und aufrechtzuerhalten, aber keinen Raubbau daran zu treiben, was bei einem übertriebenen Trainingsprogramm der Fall ist. Wenn Sie beim Training Schmerzen haben, strengen Sie sich vielleicht zu sehr an. Schalten Sie dann einen Gang zurück und hören Sie auf Ihren Körper. Er sagt Ihnen, was er braucht, und gibt Signale, wenn Sie es übertrieben haben.

BESSER, ABER NICHT PERFEKT

Eine Studie hat ergeben, dass der Verzehr von Walnüssen die Geisteskraft steigert. Sieben Walnüsse pro Tag sollten es sein. Forscher haben nachgewiesen, dass ein Minimum von 68 Minuten Ausdauertraining pro Tag am besten für das Gehirn ist. Diese Liste ließe sich endlos fortführen. Wir haben so viele Möglichkeiten, unserem Gehirn etwas Gutes zu tun, dass das ganz schön entmutigend sein kann. Hilfreich ist es, wenn Sie sich vornehmen, besser zu werden, statt Perfektion anzustreben, denn das Streben nach Perfektion verhindert jedes Fortkommen. Es mag ja sein, dass neunzig Minuten Fitnesstraining pro Tag ideal wären, aber ein forscher halbstündiger Spaziergang jeden Nachmittag ist immer noch besser, als auf dem Sofa sitzen zu bleiben. Sehen Sie es mal so: Sie haben bei vielen Dingen die Wahl zwischen einer schlechten, einer besseren und der perfekten Variante. Die schlechte sollten Sie vermeiden, aber so oft wie möglich die bessere Variante wählen, und da, wo es möglich ist, die beste. Für Ihr Gehirn ist es am zuträglichsten, wenn Sie sich öfter für die bessere Wahl entscheiden, statt ganz aufzugeben, weil Ihnen Ihr Vorhaben zu schwer erscheint. Sie wissen zum Beispiel, dass Sie keinen Käse essen sollten, weil darin gesättigte Fettsäuren enthalten sind. Wenn Sie nun aber Käse über alles lieben und einfach nicht ohne ihn leben können, dann gönnen Sie sich ein Stück lange gereiften Comté. Davon haben Sie mehr als von ein paar Scheiben fadem Schmelzkäse. Wenn Sie vor einer Entscheidung stehen, fragen Sie sich immer: »Welche Variante ist die bessere?«

LAUFEN UND LERNEN

Eine der besten Methoden, Ihrem Gehirn Power zu verleihen, besteht darin, es durch körperliche und geistige Aktivitäten zu trainieren – und zwar gleichzeitig. Wenn Sie Ihr Gehirn durch Denken auf Trab bringen, etwa indem Sie Lösungen für ein Problem entwickeln, ist das förderlich. Und wenn Sie es trainieren, indem Sie spazieren gehen, tut ihm das auch gut. Mit zunehmender körperlicher Fitness wächst der Hippocampus, jene Hirnregion, in der das Erinnerungsvermögen angesiedelt ist. Wie deutsche Wissenschaftler unlängst zeigen konnten, wird dieser positive Effekt noch verstärkt, wenn Körper und Geist gleichzeitig trainiert werden. Wenn Sie beispielsweise eine Sprache lernen, während Sie Rad fahren oder spazieren gehen, bleiben die Vokabeln länger im Gedächtnis. Eine solche Kombination ist etwas anderes als Multitasking, bei dem Sie versuchen, zwei geistigen Aktivitäten gleichzeitig nachzugehen und etwa ein Buch lesen, während Sie einen Vortrag hören. Die positive Wirkung erreichen Sie nur durch die Verbindung von körperlicher und geistiger Aktivität.

GOTU KOLA

Trotz der Namensähnlichkeit hat diese Pflanze nichts mit der koffeinhaltigen Kolanuss zu tun. Gotu Kola *(Centella asiatica)*, auch bekannt als Indischer oder Asiatischer Wassernabel, enthält kein Koffein. Sie gehört zur selben Pflanzenfamilie wie Karotten und Pastinaken. Weil sie beim Auffüllen von Energievorräten hilft, gilt sie als »Nahrung fürs Gehirn«. Die traditionelle Medizin verwendet sie zur Steigerung der geistigen und körperlichen Kräfte, zur Bekämpfung von Stress und zur Verbesserung von Reflexen. Jüngere Studien haben gezeigt, dass sie den Blutkreislauf im ganzen Körper anregt und Venen und Kapillargefäße stärkt. Pharmakologische Untersuchungen lassen vermuten, dass etliche Eigenschaften, die Gotu Kola zugeschrieben werden – eine antidepressive Wirkung sowie die Steigerung der Konzentrationsfähigkeit und der Aufmerksamkeit –, wissenschaftlich belegbar sind. Meist nimmt man Gotu Kola als Extrakt oder in Form von Kapseln ein; achten Sie hier auf die Hinweise des Herstellers. Schwangere sollten auf die Einnahme von Gotu Kola verzichten, ebenso Personen mit Schilddrüsenüberfunktion.

MELATONIN

Melatonin kennen Sie vielleicht als Schlafhormon. Es kann aber auch zum Schutz des Gehirns beitragen. Einige Studien legen nahe, dass Melatonin das Absterben von Gehirnzellen verhindert und daher jenen Menschen eine Hilfe sein kann, die einen Schlaganfall erlitten haben oder an Alzheimer oder einer anderen Krankheit leiden, die Gehirnzellen zerstört. Melatonin ist ein Antioxidans (es räumt diese fiesen freien Radikale aus dem Weg) und kann Entzündungen von Nervenzellen lindern, wodurch das Gehirn gesund bleibt. Und natürlich schüttet der Körper auch Melatonin aus, um das Einschlafen zu fördern, was ebenfalls gut fürs Gehirn ist. Lange Zeit wurden Melatoninpräparate gegen Schlaflosigkeit verordnet.

Eine Studie lässt vermuten, dass Melatonin nach einem Schädel-Hirn-Trauma zum Rückgang von Schwellungen beiträgt, allerdings gibt es hierfür erst wenige Beweise. Des Weiteren untersucht die Forschung, ob Melatonin bei der Behandlung von Verletzungen des zentralen Nervensystems, wie etwa Rückenmarksläsionen, eingesetzt werden kann. Eine andere Studie legt nahe, dass Melatonin bei Parkinsonpatienten möglicherweise zum Schutz des Gehirns beiträgt. Außerdem kann es die Folgen von Schlafmangel lindern.

Melatonin überwindet die Blut-Hirn-Schranke; wenn Sie es also zu sich nehmen, kann es seine Wirkung direkt im Gehirn entfalten (was nicht bei allen Stoffen der Fall ist, die angeblich gut fürs Gehirn sind). Es ist unter anderem in folgenden Lebensmitteln enthalten:

- Mandeln
- Bockshornklee (als Gewürz)
- Gojibeeren
- Senfsamen
- Paprika (orangefarbene)
- Himbeeren
- Tomaten
- Walnüsse

Sie können auch auf Melatoninpräparate ausweichen, die Sie aber natürlich besser vor dem Schlafengehen einnehmen und nicht zum Frühstück.

RIBOFLAVIN

Riboflavin – auch bekannt als Vitamin B_2 – trägt entscheidend dazu bei, dass die Energie, die wir aus den wichtigsten Nährstoffen gewinnen, in die Körperzellen gelangt. Auch für die Umwandlung der Aminosäure Tryptophan in Niacin, ein anderes B-Vitamin, ist es von Bedeutung. Riboflavin ist wichtig für ein geregeltes Wachstum, die Produktion bestimmter Hormone, die Bildung roter Blutkörperchen und das Funktionieren des Nervensystems. Die B-Vitamine sind wegen ihrer Rolle im Stoffwechsel (Gewinnung von Energie aus Spurenelementen) für ein gesundes Gehirn besonders wichtig.

Die empfohlene Tagesdosis für Vitamin B_2 liegt bei 1,6 mg für Männer im Alter zwischen 23 und 50, bei 1,4 mg für Männer über 51, bei 1,3 mg für Frauen bis zu einem Alter von 22, und bei 1,2 mg für Frauen über Schwangere brauchen zusätzlich 0,3 mg pro Tag, Stillende 0,5 mg. Eine empfohlene Höchstdosis gibt es für Riboflavin nicht, aber auch hier gilt: alles in Maßen.

Zu den Lebensmitteln, die reich an Riboflavin sind, gehören unter anderem:

- Rinderleber
- Angereicherte Getreideprodukte
- Grünes Blattgemüse

- Fettarmer Joghurt
- Milch
- Nahrungsmittel aus Vollkorn

REICHLICH ZWIEBELN

Wenn Sie auf Partnersuche sind, mögen Zwiebeln nicht gerade hilfreich sein, aber für Ihr Gehirn sind sie geradezu eine Wohltat. Kürzlich zeigte eine Studie, dass manche Inhaltsstoffe von Zwiebeln das Gehirn bei Schlaganfällen vor Schädigungen schützen. Man weiß inzwischen, dass Zwiebeln Antioxidantien enthalten, die freie Radikale aus dem Weg räumen (die für das Gehirn besonders schädlich sind). Zwiebeln enthalten auch Polyphenole, die den Blutfluss im Gehirn sowie den Stoffwechsel anregen, und außerdem andere Flavonoide, die das Gehirn vor toxischen Einflüssen schützen. Und sie sind voll von Vitamin C, Vitamin B_6 und Folsäure, alles Substanzen, die gut fürs Gehirn sind. Also essen Sie tüchtig Zwiebeln – und bitten Sie beim nächsten Rendezvous gleich um Entschuldigung.

AKTIV MIT A

Vitamin A, ebenfalls ein Antioxidans, schützt die Gehirnzellen vor schädlichen freien Radikalen und regt den Kreislauf an, sodass das Gehirn ausreichend mit Blut versorgt wird. Auch für die Gedächtnisleistung und die Lernfähigkeit ist Vitamin A von großer Bedeutung. Außerdem hält es Zellen und Gewebe gesund.

Vitamin A tritt in verschiedenen Formen auf. Retinol, auch als Vitamin A_1 bekannt, findet sich in tierischen Lebensmitteln. Die Karotinoide sind ebenfalls Formen von Vitamin A. Zu ihnen gehört auch Betakarotin, das Karotinoid, das der Körper am leichtesten in Vitamin A umwandeln kann.

Reich an Vitamin A_1 (Retinol) sind unter anderem Rinderleber, Fischöl und bestimmte, entsprechend angereicherte Lebensmittel. Reich an Betakarotin sind Süßkartoffeln, Karotten, Grünkohl, Spinat, Aprikosen, Zuckermelonen, Brokkoli und Winterkürbisse.

Die meisten Nahrungsergänzungsmittel führen in der Liste ihrer Inhaltsstoffe Betakarotin und Retinol getrennt auf. Zu viel Retinol kann Kopfschmerzen zur Folge haben, trockene und schuppige Haut, Knochen- und Gelenkschmerzen, Leberschäden, Übelkeit, Appetitlosigkeit, abnormes Knochenwachstum, Nervenschäden und Geburtsschäden. Betakarotin wirkt auf den Körper zwar nicht toxisch, man sollte es dennoch maßvoll verwenden. Die empfohlene Höchstdosis für Vitamin A liegt für Erwachsene über 18 Jahren bei 3000 Mikrogramm (µg) pro Tag.

TRAUBENKERNEXTRAKT

Eine Vorstudie, die im *Journal of Neuroscience* veröffentlicht wurde, kam zu dem Ergebnis, dass Traubenkernextrakt die Bildung von Plaques hemmt, wie sie meist bei Alzheimer im Gehirn auftreten. Außerdem finden sich Hinweise darauf, dass er Schädigungen des Gehirns sowohl vor als auch nach Schlaganfällen entgegenwirkt und zudem vor Nervengiften schützt. Traubenkernextrakt enthält Antioxidantien, die verhindern, dass freie Radikale die Gehirnzellen schädigen. Doch auch seine anderen Bestandteile schützen das Gehirn, und er überwindet die Blut-Hirn-Schranke. Er gilt als unschädliches Nahrungsergänzungsmittel, allerdings sollten Kinder, Schwangere, Stillende und Menschen mit Traubenallergie darauf verzichten. Falls Sie Medikamente einnehmen, an hohem Blutdruck oder einer Blutgerinnungsstörung leiden, ziehen Sie Ihren Arzt zu Rate. Zu den möglichen Nebenwirkungen gehören Kopfschmerzen und Übelkeit.

HER MIT DEN PROTEINEN

Proteine versorgen unser Gehirn mit Aminosäuren, die zur Produktion von Neurotransmittern wie etwa Serotonin erforderlich sind, das unsere Stimmungslage reguliert. Vereinfacht gesagt, brauchen wir Proteine zum Glücklichsein.

Allerdings nutzt unser Körper von den Proteinen nur das, was er braucht, und lagert den Rest als Körperfett ein. Wenn Sie also eine große Menge Proteine zu sich nehmen, führen Sie Ihrem Körper damit auch viele gesättigte (also schädliche) Fettsäuren und Cholesterin zu. Außerdem kann eine solche Ernährungsweise ein Ungleichgewicht von Nährstoffen nach sich ziehen, weil Sie dadurch andere wichtige Nahrungsquellen vernachlässigen, beispielsweise Getreide, Obst und Gemüse.

Bei der Verdauung von Proteinen entstehen giftige Nebenprodukte, die die Nieren aus dem Blut filtern müssen. Wenn Sie viele Proteine zu sich nehmen, strapazieren Sie damit also Ihre Nieren. Außerdem benötigt Ihr Körper mehr Wasser, weil er mehr Harnstoff ausscheiden muss, ein Abfallprodukt, das bei der Umwandlung von Proteinen in Körperfett entsteht. Das erhöht das Risiko der Austrocknung und führt zu erhöhtem Harndrang.

Normale Menschen benötigen in der Regel etwa ein Gramm pro Kilo Körpergewicht, Leistungssportler ein bis anderthalb Gramm.

Hier einige Beispiele für den Proteingehalt gängiger Lebensmittel:

- 100 g mageres Fleisch, Geflügel oder Fisch enthalten ca. 25 bis 35 g Proteine.
- 150 g gekochte Bohnen oder Linsen enthalten ca. 18 g Proteine.
- 250 ml fettarme Milch oder Magermilch enthalten ca. 8 g Proteine.
- 250 ml fettarmer Joghurt enthalten ca. 10 g Proteine.
- 250 ml fettarmer Hüttenkäse enthalten ca. 28 g Proteine.
- 50 g fettarmer Käse enthalten ca. 15 g Proteine.
- Eine Portion Gemüse enthält 1 bis 3 g Proteine.
- Eine Portion Getreideprodukte enthält in der Regel 3 bis 6 g Proteine.

SAFETY FIRST!

Am besten schützen Sie Ihr Gehirn vor Verletzungen, indem Sie Verletzungen vermeiden. Ein Schädel-Hirn-Trauma kann, sofern es Sie nicht sogar das Leben kostet, zu Gedächtnisstörungen führen, zu Einschränkungen im Denken, zu Krampfanfällen, Lähmungen und anderen Ausfallerscheinungen, sowohl kurz- als auch langfristig. Versuchen Sie daher, bei allem, was Sie täglich tun, Ihr Gehirn zu schützen. Schnallen Sie sich beim Autofahren an und fahren Sie defensiv. Das mag zwar die Nerven strapazieren, schützt jedoch Ihr Gehirn, das bei einem Unfall (oder einer verbalen Auseinandersetzung) leicht zu Schaden kommt. Lassen Sie sich beim Treppensteigen Zeit und nutzen Sie immer den Handlauf. Verwenden Sie eine ordentliche Leiter statt eines Stuhls. Laut einer Statistik des US-Gesundheitsministeriums sind Stürze und Verkehrsunfälle die häufigsten Ursachen für ein Schädel-Hirn-Trauma, gefolgt vom Zusammenprall mit einem Objekt (bzw. dem Aufschlagen eines Objekts auf dem Kopf, wie etwa beim Sport) und körperlicher Gewalt. Manche Ursachen solcher Traumata sind zum Glück sehr selten (wie Bombenexplosionen oder der Einsatz von Schusswaffen), und wenn Sie einige Sicherheitsregeln beachten, können Sie Ihr Gehirn sehr gut schützen.

B$_{12}$ BRINGT'S!

Schätzungen zufolge leiden etwa 25 Prozent der Menschen zwischen sechzig und siebzig Jahren an einem Mangel an Vitamin B$_{12}$, einem essenziellen Nährstoff. Dasselbe gilt für knapp 40 Prozent der über Achtzigjährigen. Ein Mangel an Vitamin B$_{12}$ wird daher oft fälschlicherweise mit einem altersbedingten Abbau der kognitiven Funktionen verwechselt, zu dem auch Gedächtnisverlust und eine Schwächung des logischen Denkens gehören. Gleichfalls kann er sich auf die Stimmung niederschlagen.

Die Einnahme von Präparaten mit Vitamin B$_{12}$ kann bei der Behandlung von Alzheimer und anderen Demenzerkrankungen helfen, aber auch bei Schlafstörungen und diabetischer Neuropathie. Allerdings sollte man dabei stets bedenken, dass ein Mangel an diesem Vitamin unerkannt bleiben und sich sogar verstärken kann, wenn man zur Prävention oder Behandlung von Blutarmut Folsäure einnimmt. Soweit bekannt ist, sind auch hohe Dosen Vitamin B$_{12}$ nicht toxisch, doch es liegen keine wissenschaftlichen Beweise vor, dass eine zusätzliche Gabe zusätzlichen Nutzen bringt. Für Vitamin B$_{12}$ wird keine tägliche Höchstdosis empfohlen. Wenn Sie auf Nummer sicher gehen wollen, nehmen Sie täglich eine Vitamintablette.

COOL BLEIBEN

Wenn unser Körper sich übermäßig erhitzt, kann er dadurch Schaden nehmen. Solche Hitzeschäden treten meist dann auf, wenn wir bei hohen Temperaturen im Freien schwere körperliche Arbeit verrichten, sie können aber auch die Folge sein, wenn wir einfach nur extremer Hitze ausgesetzt sind oder uns in einem geschlossenen Raum aufhalten, der keine Lüftung hat. In solchen Situationen kann sich die Hitze auf unterschiedliche Weise auswirken, wobei ein Hitzschlag (das Ansteigen der Körpertemperatur auf über 40 °C) die größten Schäden verursacht. Ein Hitzschlag ist ein medizinischer Notfall und kann im Gehirn und in anderen Organen dauerhafte Schäden anrichten.Wenn Sie also Symptome eines Hitzschlags an sich feststellen, wie hastige Atmung, Übelkeit, Kopfschmerz, Muskelkrämpfe oder geistige Verwirrung, gehen Sie sofort in den Schatten und rufen Sie den Notarzt. Verschaffen Sie sich Abkühlung durch ein kühles Bad, durch Coolpacks oder mithilfe eines Gartenschlauchs.

Einem erhöhten Risiko eines Hitzeschadens sind Sie ausgesetzt, wenn Sie:

- Unangemessen dicke Kleidung tragen
- An Orten mit erhöhten Temperaturen arbeiten (z. B. Ofen)
- Nicht ausreichend schlafen
- Zu wenig Wasser trinken
- Sich schnell von einem kalten an einen heißen Ort begeben
- Sehr alt oder sehr jung sind
- Bestimmte Medikamente nehmen (fragen Sie hierzu Ihren Arzt)
- Bestimmte gesundheitliche Probleme haben, wie Kreislaufbeschwerden oder Erkrankungen an Herz, Lunge oder Nieren
- Starkes Über- oder Untergewicht haben
- Schon einmal einen Hitzschlag erlitten haben

Vermeiden Sie bei Hitze jede Form der Überanstrengung, trinken Sie viel Wasser, machen Sie häufig Pausen, wenn Sie im Freien sind, und halten Sie sich nach Möglichkeit in klimatisierten Räumen auf.

B$_6$ ALS BOOSTER

Vitamin B$_6$, auch bekannt als Pyridoxin oder Pyridoxal, sorgt für ein reibungsloses Funktionieren des Gehirns, macht den Körper widerstandsfähiger gegen Stress, schafft ein ausgewogenes chemisches Milieu in den Körperflüssigkeiten, versorgt zusammen mit anderen Vitaminen und Mineralstoffen die Muskeln mit Energie und ist maßgeblich am Wachstum der Zellen beteiligt. Wie andere B-Vitamine unterstützt es die Umwandlung von Glykogen in Glukose, die für das Gehirn eine Art Treibstoff ist. Außerdem regt es den Blutkreislauf an, was wiederum das Gedächtnis stärkt. Ältere Menschen brauchen deutlich mehr Vitamin B$_6$ als jüngere, also sollten Sie im Lauf der Jahre immer mehr davon zu sich nehmen.

In Verbindung mit Folsäure (ebenfalls ein B-Vitamin) und Vitamin B$_{12}$ senkt Vitamin B$_6$ den Homocysteinspiegel im Blut und vermindert so das Risiko von Herzerkrankungen. Die empfohlene Tagesdosis für Vitamin B$_6$ liegt bei 2,2 mg für Männer und 2,0 mg für Frauen. Schwangere brauchen täglich zusätzlich 0,6 mg, Stillende zusätzlich 0,5 mg. Fragen Sie im Zweifelsfall Ihren Arzt nach der für Sie optimalen Dosierung, denn zu viel Vitamin B$_6$ kann eine toxische Wirkung haben.

Folgende Lebensmittel sind reich an Vitamin B$_6$:

- Avocados
- Bananen
- Rindfleisch
- Karotten
- Hühnchen
- Fisch
- Linsen
- Leber
- Reis
- Sojabohnen
- Vollkornprodukte

LASSEN SIE SICH PIESACKEN

Die Akupunktur ist eine Behandlungsmethode der traditionellen chinesischen Medizin. Dabei werden an bestimmten Stellen des Körpers dünne Nadeln in geringer Tiefe in die Haut gestochen, wodurch der Fluss der Lebensenergie (Qi) reguliert wird. Nach chinesischer Vorstellung gehen Krankheiten mit einer Stauung des Qi einher, und die Akupunktur dient der Lösung dieser Blockaden. Ob Sie nun an die Existenz einer solchen Lebensenergie glauben oder nicht – Akupunktur kann in jedem Fall dazu beitragen, dass Ihr Gehirn in guter Verfassung bleibt. Forscher haben festgestellt, dass sie gegen Depressionen, Angstzustände und Schlaflosigkeit hilft. Einige Wissenschaftler vermuten, dass das Gehirn durch den Einsatz der Nadeln Neurotransmitter ausschüttet, die für Wohlempfinden sorgen, allerdings ist sich die Forschung noch nicht restlos einig, wie Akupunktur genau funktioniert. In einer Studie wiesen die Probanden nach der Behandlung weniger Angstzustände und eine bessere Gedächtnisleistung auf als die Teilnehmer der Kontrollgruppe, die nicht mit Akupunktur behandelt worden waren. Bei affektiven Störungen kann Akupunktur unmittelbar wirken, anders als Medikamente oder eine Gesprächstherapie. Außerdem bringt sie kaum Nebenwirkungen mit sich (abgesehen von dem lästigen Pieksen, wenn die Nadeln eingestochen werden). Erste Untersuchungen legen nahe, dass Akupunktur auch bei Alkoholismus und anderen Suchterkrankungen erfolgreich eingesetzt werden kann, allerdings steht die Forschung hier noch ganz am Anfang.

Akupunktur gehört in die Kategorie »Da muss der Fachmann ran«. Versuchen Sie auf keinen Fall, sich selbst zu behandeln, sondern geben Sie sich in die Hände von jemandem, der eine entsprechende Ausbildung besitzt.

Die Akupressur, eine ähnliche Methode, stimuliert den Qi-Fluss durch Ausübung von Druck auf bestimmte Körperstellen. Sie ist noch nicht so umfassend erforscht wie die Akupunktur, eignet sich jedoch gut für einen ersten Versuch, falls Sie die Vorstellung abschreckt, mit Nadeln behandelt zu werden.

KEINE MACHT DEN DROGEN

Verdrehen Sie jetzt nicht die Augen. Sie haben diesen Spruch schon unzählige Male gelesen, aber man kann man ihn leider trotzdem nicht oft genug wiederholen. Der Missbrauch von Drogen wie Heroin, Kokain oder Metamphetaminen verursacht im Gehirn schwerwiegende Schäden. Die Sucht führt nicht nur dazu, dass der Körper nach immer größeren Mengen der Droge verlangt, sondern Abhängige geraten auch oft in Konflikt mit dem Gesetz und der Gesellschaft und gefährden sich selbst. Die schlimmsten Folgen von Drogenmissbrauch sind jedoch die langfristigen Veränderungen im Gehirn. Die kognitiven Fähigkeiten werden eingeschränkt und das Denken dadurch behindert. Den Betroffenen fällt es schwerer, Entscheidungen zu treffen, sich in bestimmten Situationen zurechtzufinden oder sich zu einem bestimmten Handeln zu entschließen. Ihr Gedächtnis wird in Mitleidenschaft gezogen und sie können das eigene Verhalten immer schwerer kontrollieren. Auch wenn man nicht akut unter dem Einfluss der Droge steht – die Schäden, die sie im Gehirn verursacht, sind unwiderruflich. Und wenn man sich im Drogenrausch befindet, sind diese Defizite besonders stark ausgeprägt. Wenn Sie keine Drogen nehmen, fangen Sie am besten gar nicht erst damit an. Und wenn Sie Drogen nehmen, können Sie noch immer Schlimmeres verhindern, indem Sie sich Hilfe holen und einen Entzug anfangen.

AN APPLE A DAY ...

Studien haben gezeigt, dass der Verzehr von Äpfeln einem Schlaganfall vorbeugen kann. Verantwortlich hierfür ist das Pektin, das in der Schale enthalten ist, ein löslicher Ballaststoff, der das »böse« Cholesterin im Verdauungstrakt festhält, bis es wieder ausgeschieden wird, sodass möglichst wenig davon ins Blut gelangt. Andere Studien deuten darauf hin, dass das Pektin von Äpfeln dazu beiträgt, den Körper von Blei, Quecksilber und anderen toxischen Schwermetallen zu reinigen (Schwermetalle wirken sich mutmaßlich auf die kognitiven Fähigkeiten und das Verhalten aus). Quercetin, ein Polyphenol, das in Äpfeln vorkommt, hilft vermutlich dabei, Schäden zu beheben, die freie Radikale verursachen. Und Äpfel sorgen dafür, dass im Gehirn der Neurotransmitter Acetylcholin produziert wird, der die REM-Phase während des Schlafes fördert und für die Steuerung der Muskeln benötigt wird.

Waschen Sie die Äpfel stets gründlich und essen Sie keine Kerne – diese können giftig sein. Die Schale sollten Sie dagegen unbedingt essen, denn sie enthält die meisten Nährstoffe. (Kaufen Sie am besten Bioäpfel, so vermeiden Sie Pestizide.) Alle Apfelsorten enthalten Nährstoffe, aber wenn Sie unterschiedliche Sorten essen, können Sie sicher sein, so viele Nährstoffe wie möglich zu erwischen.

IMMER SCHÖN LÄCHELN

Der wohlbekannte Ratschlag »Immer schön lächeln!« hat durchaus seine Berechtigung. Wenn wir lächeln, fühlen wir uns besser und heben dadurch unsere Stimmung. (Der Rat mag noch so berechtigt sein – alle, die ihn verbreiten, sind nervtötende Idioten. Das sehen wir genauso, auch wenn wir uns gerade selbst wie nervtötende Idioten verhalten ...)

Eine Studie der Pennsylvania State University konnte belegen, dass lächelnde Menschen als sympathischer, höflicher und sogar klüger wahrgenommen werden als Menschen, die nicht lächeln. Andere Studien haben gezeigt, dass wir beim Lächeln unser Gehirn überlisten und ihm vorgaukeln, wir wären glücklich. Diese Wirkung stellt sich auch dann ein, wenn das Lächeln gezwungen ist. Die trübsinnigen Gedanken verfliegen und wir sehen viel eher das Positive in unserer Umgebung. Ein Forscher ist sogar der Ansicht, dass Lächeln das Gehirn vor Stress schützt. Also: *Keep smiling!*

VITAMIN B$_1$

Vitamin B$_1$, auch bekannt als Thiamin, ist ein stark wirkendes Antioxidans, also ein Stoff, der die schädlichen freien Radikale bekämpft. Thiamin spielt eine wichtige Rolle im Stoffwechsel, denn es sorgt dafür, dass der Körper Kohlenhydrate effektiv verwertet. Daher wird es bei Stoffwechselbeschwerden als Medikament eingesetzt. Ein schwerwiegender Mangel an Vitamin B$_1$ kann sogar Demenzerkrankungen begünstigen. Im Gehirn führt ein solcher Mangel unter anderem zu geistiger Verwirrung, Gedächtnisverlust und Veränderungen der Gemütslage wie etwa Empfindungslosigkeit. Etliche Forschungsergebnisse stützen die Theorie, dass Thiamin den Energieumsatz erhöht und das Lernvermögen steigert. Wer viel Alkohol trinkt, hat ein erhöhtes Risiko eines Vitamin-B$_1$-Mangels. Die empfohlene Tagesdosis für Erwachsene liegt bei 1,1 mg für Frauen und 1,2 mg für Männer. Da der Forschung erst wenige Informationen über negative Auswirkungen vorliegen, wurde noch keine Tageshöchstdosis festgesetzt. Vitamin B$_1$ findet sich in Hefe, Fleisch, Nüssen, Bohnen und Getreidepflanzen wie Hafer und Reis.

LÖSEN SIE ECHTE PROBLEME

Eine Zeit lang war es sehr beliebt, zur Prävention von Alzheimer Kreuzworträtsel zu lösen. Jüngere Forschungen zeigen jedoch, dass allgemeine kognitive Fähigkeiten und Gedächtnisleistung dadurch nicht gefördert werden. Kreuzworträtsel sind ein netter Zeitvertreib, also machen Sie damit ruhig weiter, aber wenn Sie Ihr Gehirn wirklich auf Trab halten wollen, sollten Sie Probleme des Alltags lösen. Statt beispielsweise nur einen Einkaufszettel zu schreiben, können Sie sich den Supermarkt in Gedanken vorstellen und Ihre Einkaufsliste entsprechend Ihrem Weg entlang der Regale ordnen. Oder Sie schreiben Ihre Einkäufe in alphabetischer Reihenfolge auf, lernen Ihren Einkaufszettel auswendig oder machen etwas Vergleichbares. Hauptsache, Sie halten Ihr Gehirn wach. Das Problem an unserem Alltag ist, dass die meisten Tätigkeiten sich wiederholen: Wir gehen immer in denselben Supermarkt, kaufen dieselben Lebensmittel und bereiten dieselben Gerichte zu. Wenn Sie also Ihr Gehirn stärker beanspruchen, steigern Sie Ihre kognitive Leistungsfähigkeit.

NEHMEN SIE BALLAST AUF

Ballaststoffe fördern die Verdauung, reduzieren das Risiko, an Darmkrebs zu erkranken, und können beim Abnehmen helfen, weil sie für ein Gefühl der Sättigung sorgen. Und sie sind gut für das Gehirn. Britische Wissenschaftler haben festgestellt, dass durch sieben Gramm Ballaststoffe pro Tag das Schlaganfallrisiko um sieben Prozent sinkt. Kleine Ursache – große Wirkung!

Leider nehmen die meisten Menschen nicht ausreichend Ballaststoffe zu sich. Dabei stellt es keinen großen Aufwand dar, sich ballaststoffreich zu ernähren. Hier sind ein paar Tipps für den Anfang:

- Lesen Sie bei abgepackten Lebensmitteln die Nährwertangaben und überprüfen Sie den Anteil an Ballaststoffen. Er sollte bei mindestens 2,5 g pro Portion liegen.
- Essen Sie weniger ballaststoffarme Lebensmittel wie Weißbrot, weißen Reis, Süßigkeiten oder Chips, und mehr ballaststoffreiche wie Vollkornbrot, Vollkornreis, Vollkornnudeln, Obst und Gemüse.
- Essen Sie mehr rohes Gemüse und frisches Obst, und essen Sie nach Möglichkeit die Schalen mit.
- Nehmen Sie sich vor, bei jeder Mahlzeit etwas Ballaststoffreiches zu essen, wie Obst, Gemüse, Hülsenfrüchte und Produkte mit Vollkornstärke.
- Essen Sie zum Frühstück ballaststoffreiches Müsli, beispielsweise mit Kleie oder Hafer, am besten eine Mischung, die mindestens fünf Gramm Ballaststoffe pro Portion enthält. Geben Sie als extra Ballaststoffportion noch etwas frisches Obst dazu.
- Auch manche Knabbereien enthalten Ballaststoffe. Gönnen Sie sich zwischendurch etwas getrocknetes Obst, Popcorn oder Vollkornkekse.
- Essen Sie mindestens zwei bis drei Mal pro Woche Hülsenfrüchte wie etwa getrocknete Bohnen. Sie können Sie in Salaten verwenden, in Suppen, in Eintöpfen oder in der Nudelsoße.

KAMPF DEN ENTZÜNDUNGEN

Wenn unser Immunsystem eine Infektion bekämpft, entsteht auf ganz natürliche Weise eine Entzündung. Eine Entzündung ist also ein Anzeichen dafür, dass das Immunsystem tut, was es tun soll, und schädliche Bakterien aus dem Körper vertreibt. Eine Entzündung lässt auch erkennen, dass sich der Körper nach einer Verletzung wieder selbst heilt. Doch nicht jede Entzündung lässt auf einen guten Gesundheitszustand und aktive Selbstheilungskräfte schließen. Zahlreiche Forscher sind der Ansicht, dass manche chronische Krankheiten mit schädlichen Entzündungen einhergehen, darunter auch Erkrankungen, die das Gehirn in Mitleidenschaft ziehen, wie Alzheimer, Parkinson und Depression. Im Rahmen chronischer Erkrankungen treten Entzündungen nicht vorübergehend auf, um einen einmaligen Schaden zu beheben, sondern werden selbst chronisch. Dabei entsteht ein Teufelskreis: Gesunde Zellen werden geschädigt, und diese Schäden lösen Entzündungen aus, die wiederum weitere Schäden in den Zellen verursachen.

Viele Versuche, chronische Entzündungen mit Medikamenten zu behandeln, sind ergebnislos geblieben. Forscher vermuten, dass eine medikamentöse Behandlung umso weniger Chancen hat, je später sie beginnt. Für einen effektiven Schutz des Gehirns scheint entscheidend zu sein, chronische Entzündungen möglichst früh zu bekämpfen, bevor sie größere Schäden anrichten können. So hat etwa eine Studie gezeigt, dass bestimmte Schmerzmittel (sogenannte nichtsteroidale Antirheumatika) bei Alzheimerpatienten im fortgeschrittenen Stadium zu einer Schwächung der kognitiven Fähigkeiten führen, diesen Verfall jedoch verlangsamen, wenn sie angesetzt werden, bevor sich erste Anzeichen einer geistigen Degeneration bemerkbar machen. Zwar weiß die Forschung noch nicht genau, welche Rolle chronische Entzündungen bei dieser Art von Krankheiten spielen, bekämpft man sie jedoch frühzeitig, sinkt offenbar das Risiko, dass solche Erkrankungen eintreten. Alles, was der Gesunderhaltung des Gehirns dient, hilft auch gegen chronische Entzündungen. Zu den entsprechenden Präventionsmaßnahmen gehört es, nicht zu rauchen, nicht zu viel Alkohol zu trinken und viel Obst und Gemüse zu essen.

NIACIN

Niacin, das auch als Vitamin B_3 bekannt ist, stärkt das Gehirn. Das Gehirn verwendet Niacin, zusammen mit anderen B-Vitaminen, um Kohlenhydrate in Energie zu verwandeln. Niacinmangel tritt selten auf, kann jedoch zu Gedächtnisverlust, geistiger Verwirrung und Depressionen führen. Niacin schützt vor Schlaganfällen, weil es für einen Zuwachs an »gutem« Cholesterin und einen Abbau des »bösen« Cholesterins sowie von Triglyceriden sorgt. Auch einige Formen der Schizophrenie werden mit Niacin behandelt, und möglicherweise kann es auch als Medikation gegen Alzheimer eingesetzt werden, allerdings sind die Forschungsergebnisse auf diesem Gebiet noch widersprüchlich.

Zu den Nahrungsmitteln, die Vitamin B_3 enthalten, gehören Vollkornprodukte, damit angereichertes Getreide, mageres Fleisch, Fisch, Geflügel, Erdnüsse, Bierhefe, Joghurt und Sonnenblumenkerne.

Die empfohlene Tagesdosis für Niacin liegt bei 14 mg für Frauen und 16 mg für Männer. Weil es wasserlöslich ist, kann der Körper überschüssige Mengen ausspülen. Aber übertreiben Sie es nicht! Die Höchstdosis für Erwachsene über 18 Jahren liegt bei 35 mg pro Tag.

MEHR IST BESSER

Früher glaubte man, dass wir nur zehn Prozent unseres Gehirns nutzen, dass bei der Geburt sämtliche Gehirnzellen gebildet sind und später keine mehr hinzukommen, und dass manche Menschen stärker die linke und andere stärker die rechte Gehirnhälfte nutzen. (Glauben Sie das immer noch? Damit sind Sie nicht alleine, es ist aber trotzdem falsch.)

Unser Wissen über das Gehirn verändert sich laufend. Möglicherweise werden sich also eines Tages manche der Tipps in diesem Buch als falsch herausstellen, oder neue Forschungsergebnisse nähren Zweifel an bestehenden Gewissheiten. Was heißt das nun für jemanden, der seinem Gehirn etwas Gutes tun will? Ganz einfach: Je mehr Sie für Ihr Gehirn tun, desto besser. Falls sich dann herausstellen sollte, dass der eine oder andere Tipp nichts bringt (weil etwa Heidelbeeren doch nicht das Superfood sind, für das wir sie halten), haben Sie trotzdem davon profitiert, weil Sie sich zum Beispiel mehr bewegt haben, sich ehrenamtlich engagiert oder Karotinoide zu sich genommen haben. Anders gesagt: Je mehr Sie für die Gesunderhaltung Ihres Gehirns tun, desto besser.

KOLA, NICHT COLA

Die Kolanuss, die vor allem in den tropischen Regionen Afrikas wächst, ist reich an Koffein. Der Tee, der sich aus ihr zubereiten lässt, fördert die Durchblutung des Gehirns und verringert so möglicherweise das Schlaganfallrisiko. Außerdem erhöht er die Sauerstoffsättigung im ganzen Körper und damit auch im Gehirn, was zur Stärkung der kognitiven Fähigkeiten beiträgt. Traditionell dient die Kolanuss auch dazu, Kopfschmerzen zu bekämpfen.

Früher wurden Kolanüsse (wegen ihres Geschmacks) für bestimmte Colagetränke verwendet, wodurch diese zu ihrem Namen kamen, heute enthalten diese Getränke jedoch vor allem viel Zucker oder künstliche Süßstoffe und müssen daher auf das Etikett »Gut fürs Gehirn« verzichten. Trinken Sie also statt kalter kohlensäurehaltiger Colagetränke lieber aus Kolanüssen aufgebrühten Tee. Das darin enthaltene Koffein regt die Gehirntätigkeit an, also denken Sie daran, wenn Sie mal wieder einen Energieschub brauchen. Kolanüsse hemmen vermutlich bestimmte Neurotransmitter, wirken sich auf andere wie etwa Dopamin jedoch förderlich aus, weshalb sie auch als Stimmungsaufheller fungieren können. Wenn Sie Tee nicht mögen, können Sie Kolanuss auch als flüssiges Nahrungsergänzungsmittel zu sich nehmen, in Form von Kapseln, Sirup, Tinktur oder Gel, in einer Mischung mit anderen leckeren Kräutern, als Neuauflage altmodischer Colagetränke, oder Sie essen sie einfach (aber Vorsicht, der erste Bissen kann ziemlich bitter sein!).

Wenn Sie unter hohem Blutdruck oder Herzbeschwerden leiden oder empfindlich auf Koffein reagieren, sollten Sie Kolanüsse generell meiden. Ansonsten: Probieren Sie sie einfach aus und erleben Sie, welch klaren Kopf sie Ihnen verschaffen.

QUECKSILBER

Die Forschung hat nachgewiesen, dass bereits geringe Mengen Quecksilber zur Entstehung von Alzheimer beitragen. In Nervenzellen, die dem Einfluss von Quecksilber ausgesetzt sind, bilden sich die für Alzheimer charakteristischen Plaques und Verklumpungen. Der Forscher Dr. Boyd Haley schreibt in einem Artikel in der Zeitschrift *NeuroReport*: »Schon die Zugabe äußerst geringer Mengen Quecksilber reicht aus, um in gesundem Gehirngewebe oder einer Zellkultur sieben der Marker zu produzieren, anhand derer die Alzheimer-Krankheit nachgewiesen wird.«

Die meisten Menschen kommen durch den Verzehr von Fisch mit Quecksilber in Kontakt, aber es gehört generell zu den Stoffen, die unsere Umwelt verschmutzen. Speisefische sind zwar eine fettarme Proteinquelle, reich an Vitaminen, Mineralstoffen und Omega-3-Fettsäuren, können jedoch stark mit Quecksilber belastet sein. In diesem Fall sollten sie keinesfalls auf dem Teller landen. Die Behörde für Lebens- und Arzneimittelsicherheit und die Umweltschutzbehörde der USA veröffentlichten 2017 Richtlinien für den Verzehr von Fisch, speziell für bestimmte Personengruppen wie Schwangere. Die Mayo Clinic rät allen Verbrauchern, sich an diese Empfehlungen zu halten. Der Bericht teilt Speisefische in drei Kategorien: uneingeschränkt zu empfehlen, zu empfehlen, nicht zu empfehlen (höchste Quecksilberbelastung):

- Uneingeschränkt zu empfehlen sind: Wels, Schellfisch, Lachs, Garnelen, Buntbarsch und heller Thunfisch aus der Dose
- Zu empfehlen sind: Blaubarsch, Zackenbarsch, Heilbutt und weißer Thunfisch aus der Dose
- Zu vermeiden sind: Speerfisch, Granatbarsch, Hai, Schwertfisch, Torpedobarsch (wenn er im Golf von Mexiko gefangen wurde) und Großaugen-Thunfisch

ÖFTER MAL WAS NEUES

Ihr Gehirn ist träge. (Jedes Gehirn ist träge.) Statt zu arbeiten, liegt es lieber wie eine Eidechse in der Sonne. Das ist einer der Gründe, warum wir Woche für Woche dieselben Gerichte zubereiten, obwohl wir unser Leben lang jeden Tag ein neues Rezept ausprobieren könnten und dabei trotzdem nicht alle Kochbücher schaffen würden, die wir im Küchenregal haben. Wenn Sie Ihrem Gehirn einen kleinen Kick verpassen wollen, kochen Sie mal etwas anderes als das Gewohnte. Wenn Sie häufig italienisch kochen, machen Sie einmal etwas aus der Thai-Küche. Sie nehmen Ihr Gehirn in Anspruch, wenn Sie ein neues Rezept ausprobieren, neue Zutaten verarbeiten und andere Zubereitungsweisen und Küchentechniken erlernen. Und wenn Sie viele unterschiedliche Gerichte essen, die auf die unterschiedlichsten Weisen zubereitet wurden, sorgen Sie dafür, dass Ihr Gehirn all die Nährstoffe bekommt, die es braucht.

FOLSÄURE

Folsäure, auch bekannt als Vitamin B_9, verhindert eine Verengung der Halsschlagadern und gewährleistet dadurch, dass das Gehirn ausreichend mit Blut versorgt wird. Studien legen außerdem nahe, dass die tägliche Einnahme von zusätzlicher Folsäure die Wahrscheinlichkeit bestimmter altersbedingter Hirnerkrankungen wie Demenz verringert. Die wichtigste Funktion der Folsäure besteht darin, das Erbmaterial der Zellen zu erhalten, ihre DNA, den Bauplan für die Reproduktion der Zellen. Außerdem sorgt sie zusammen mit Vitamin B_{12} dafür, dass in den roten Blutkörperchen Hämoglobin gebildet wird.

Ein Mangel an Folsäure kann zu Vergesslichkeit führen. Außerdem steigt dann mit zunehmendem Alter das Risiko einer Demenzerkrankung. Auch Blutarmut kann die Folge sein, sowie Störungen des Wachstums und der Verdauungsfunktionen. Dennoch sollten Sie vorsichtig sein. Zu viel Folsäure in Form von Nahrungsergänzungsmitteln kann einen Mangel an Vitamin B_{12} überdecken und die Wirkung von Medikamenten beeinflussen. In ihrer synthetischen Form – die in angereicherten Lebensmitteln und in Nahrungsergänzungsmitteln vorkommt – gilt für Folsäure eine tägliche Höchstdosis von 1000 Mikrogramm (µg) pro Tag für Erwachsene über 18 Jahren.

FEIERN SIE IHRE ERFOLGE

Ihr Gehirn ist wie Ihr Chef: Es sieht Sie lieber Erfolge feiern als scheitern. Stellt sich Erfolg ein, schüttet es Dopamin aus, einen Neurotransmitter, der für Wohlbefinden sorgt. Das hilft Ihnen dabei, sich an Dinge zu erinnern, die Sie richtig gemacht haben, sodass Sie beim nächsten Mal auf dieselbe Weise handeln werden. Verzeichnen Sie jedoch einen Misserfolg, bleibt die erfreuliche Belohnung in Form von Dopamin aus und Ihr Gehirn weiß nicht, was genau Sie falsch gemacht haben. Anders als die Motivationstrainer behaupten, lernen wir durch Scheitern kaum etwas. Lernen können wir nur durch Erfolg. Forscher am Massachusetts Institute of Technology konnten in einer Studie beobachten, dass Affen (deren Gehirn dem menschlichen stark ähnelt) immer wieder dieselben Fehler machten. Wenn sie scheiterten, änderten sie ihr Verhalten nicht und blieben bei den folgenden Versuchen ebenso erfolglos. Anders war es jedoch, wenn sie Erfolg gehabt hatten.

Wenn Sie »einen Lauf haben«, also über einen längeren Zeitraum hinweg bei einer bestimmten Tätigkeit immer wieder Erfolg haben, schüttet Ihr Gehirn gleichfalls Dopamin aus. Je erfolgreicher Sie mit der Zeit sind, desto mehr strebt Ihr Gehirn nach Erfolg. Machen Sie sich bewusst, was Sie Ihrem Gehirn alles Gutes tun. Streichen Sie etwa jeden Tag im Kalender rot an, an dem Sie sich an der frischen Luft bewegt haben. Wenn Sie dann nach einer Weile den Kalender durchblättern, erkennen Sie eine regelrechte Erfolgsserie, die Ihr Gehirn dazu motiviert, weiter nach Erfolg zu streben. Anders gesagt: Sie können Ihr Gehirn mithilfe Ihres Gehirns bei Gesundheit halten.

POWER DURCH VITAMIN C

Vitamin C ist ein Antioxidans, das die Wirkung anderer Antioxidantien verstärkt. Außerdem fördert es die Produktion von Neurotransmittern wie Dopamin und Acetylcholin im Gehirn. Wenn Sie also täglich Vitamin C zu sich nehmen, stärken und erhalten Sie damit Ihre geistigen Kräfte. Für ein reibungsloses Funktionieren des Gehirns ist Vitamin C sogar so wichtig, dass untersucht wird, ob es zur Vorbeugung von Alzheimer beitragen kann.

Ihrem Gehirn tut Vitamin C gut, weil es:

- Stimmungsschwankungen vorbeugt
- Die Intelligenz fördert
- Das Gehirn vor Substanzverlust schützt
- Freie Radikale abwehrt

Vitamin C verhindert die Oxidation von LDL (dem »bösen« Cholesterin) und senkt dadurch das Risiko der Bildung von Plaques, die zum Verschluss von Blutgefäßen und somit zu einem Herzinfarkt oder einem Schlaganfall führen können. Darüber hinaus sorgt es dafür, dass Vitamin E nicht oxidiert, und verhindert, dass Arterien sich zusammenziehen und somit die Blutzufuhr zum Gehirn unterbrochen wird. Studien haben gezeigt, dass 1000 bis 2000 mg Vitamin C pro Tag ausreichen, um die Arterien in gesundem Zustand zu halten. Und wer 500 mg Vitamin C pro Tag zu sich nimmt, senkt dadurch den Blutdruck. Also sorgen Sie stets für Nachschub!

Vitamin C findet sich in den meisten Obst- und Gemüsesorten. Besonders reich daran sind Chilischoten (roh), Zuckermelonen, Paprika, dunkles grünes Blattgemüse, Tomaten, Kiwi, Orangen und Mangos.

Weil Vitamin C wasserlöslich ist, scheidet der Körper überflüssige Mengen aus. Zu hohe Dosen können jedoch zu Nierensteinen, Übelkeit und Durchfall führen. Welche Auswirkungen es hat, wenn man über einen langen Zeitraum hinweg große Mengen zu sich nimmt, ist noch nicht bekannt. Für Erwachsene gelten 2000 mg pro Tag als Höchstdosis.

GEHEN SIE UNTER LEUTE

Wenn wir Zeit mit Freunden und unseren Lieben verbringen, geht es uns gut. Wir sind glücklicher und fühlen uns wohler, und das Risiko einer Depression sinkt. Zwischenmenschliche Beziehungen tragen auch zum Schutz vor Demenz bei. Forschungen haben gezeigt, dass Demenzerkrankungen umso eher entstehen, je isolierter wir in sozialer Hinsicht sind. Andere Studien belegen, dass Menschen, die viel Zeit in Gesellschaft verbringen, bei Gedächtnistests besser abschneiden und besser lernen. Alleine werden Sie es nicht schaffen, Ihr Gehirn in Schwung zu halten – Sie brauchen dazu ein ganzes Dorf. Schmeißen Sie eine Party, plaudern Sie mit Freunden und gehen Sie mit Ihren Kindern essen. So halten Sie Ihr Gehirn jung!

Sie können aber auch unter die Leute gehen, ohne viel vorbereiten oder planen zu müssen:

- Besuchen Sie einen Gottesdienst.
- Melden Sie sich für einen Kurs an.
- Unterhalten Sie sich mit Ihren Nachbarn.
- Schließen Sie sich einem Verein an.

Zur Not können Sie auch skypen, aber ersetzen Sie nicht alle persönlichen Begegnungen durch Treffen am Bildschirm. Die beste Anregung bekommt Ihr Gehirn durch das Beisammensein mit anderen Menschen.

OOLONG-TEE

Wenn Sie Oolong-Tee trinken, schützen Sie damit Ihr Gehirn. Oolong-Tee ist ein halbfermentierter Tee, ein Mittelding zwischen grünem und schwarzem Tee. Er enthält Katechine, die zur Gruppe der Flavonoide gehören und antioxidierende Wirkung besitzen (das heißt, sie halten freie Radikale davon ab, in Ihrem Gehirn zu wüten und dort Schaden anzurichten). Katechine sind auch in grünem Tee enthalten, viele Menschen mögen Oolong-Tee jedoch lieber (und halten ihn überdies für magenschonender als grünen Tee).

Eine Studie konnte zeigen, dass Katechine Fehlfunktionen des Gehirns entgegenwirken (auch wenn diese Studie an Mäusen und nicht an Menschen durchgeführt wurde). Eine andere Studie belegte, dass Katechine als Chelatoren fungieren können (also als Stoffe, die Metalle an sich binden, in diesem Fall Eisen) und somit vor zu hohen Metallkonzentrationen schützen, die das Gehirn schädigen würden. Katechine schützen auch Herz und Blutgefäße und reduzieren so möglicherweise das Risiko eines Schlaganfalls.

Einer weiteren Studie zufolge enthält Oolong-Tee Polyphenole, die zur Stressminderung beitragen. Eine andere Studie hat gezeigt, dass Oolong-Tee vor Alzheimer schützen kann, weil er bestimmte Toxine, wie etwa ein bestimmtes Plaque-Protein, davon abhält, Gehirnzellen zu zerstören. (Wie erwähnt treten Plaques häufig bei Alzheimer auf.)

Noch in einer weiteren Hinsicht tut Oolong-Tee Ihrem Gehirn gut: Er enthält für gewöhnlich mehr Koffein als grüner Tee und erhöht dadurch die Aufmerksamkeit und die Denkleistung. Zu viel Koffein kann indes zu Schlaflosigkeit führen und bestehende Herzprobleme verschlimmern, also genießen Sie den Tee in Maßen.

PACK DIE BADEHOSE EIN

Schwimmen macht nicht nur Spaß, sondern ist auch gut für das Gehirn. Weil der Körper dafür viel Sauerstoff benötigt, steigt die Blutzufuhr zum Gehirn und die kognitiven Fähigkeiten werden verbessert. Anders als bei Sportarten, die auf dem Trockenen ausgeführt werden, befinden wir uns beim Schwimmen im Wasser (das wussten Sie wahrscheinlich schon). Der höhere Widerstand des Wassers verstärkt die positiven Effekte. Eine Studie hat gezeigt, dass gegenüber sportlicher Betätigung an Land der Blutdurchfluss in den Hirnschlagadern beim Schwimmen um zehn bis fünfzehn Prozent erhöht ist. Laut einer anderen Studie kann Schwimmen eine antidepressive Wirkung entfalten. Sport führt generell zur Bildung neuer und zur Wiederherstellung beschädigter Gehirnzellen, und Schwimmen bringt das ganze Gehirn in Schwung: Beide Gehirnhälften und alle vier Hirnlappen werden dabei beansprucht. Wenn Sie Ihr gesamtes Gehirn aktivieren, verbessern Sie dadurch Ihre kognitiven Fähigkeiten. Also nichts wie hinein ins kühle Nass, und das Gehirn auf Trab gebracht!

YOGA

Yoga ist eine althergebrachte Übungsmethode aus Indien, die aus körperlichem Training und Atemübungen besteht. Yoga kräftigt den Körper, steigert die Beweglichkeit, regt den Kreislauf an, sorgt für eine gesunde Haltung und insgesamt eine bessere körperliche Verfassung. Und es ist gut für das Gehirn. Ursprünglich diente Yoga dazu, Kontrolle über den eigenen Körper zu gewinnen und ihn in einen ausgeglichenen Zustand zu versetzen, um den Geist zu befreien und spirituelle Kontemplation zu ermöglichen – es diente also als Unterstützung für die Meditation. Doch auch wenn sie nicht mit Meditation verknüpft werden, können die Übungen eine positive Wirkung auf das Gehirn entfalten.

Einer Studie zufolge, die an der University of Illinois durchgeführt wurde, kann bereits eine einmalige zwanzigminütige Yogasession die Fähigkeit erhöhen, sich zu konzentrieren und neue Informationen zu behalten. Andere Forschungen zeigen, dass Yoga die Stimmung hebt, Ängste mindert, Entzündungen eindämmt und zur Stressreduktion beiträgt. Untersuchungen mithilfe von Magnetresonanztomografie haben ergeben, dass sich das Gehirn von Leuten, die regelmäßig Yoga praktizieren, im Lauf der Zeit vergrößert, anders als bei Leuten, die keine Yogaübungen machen. Eine Studie zeigte Vergrößerungen jener Gehirnareale, in denen bildliche Vorstellungskraft, Stressreduktion und die Lenkung der Aufmerksamkeit angesiedelt sind.

Wenn Sie noch nie zuvor Yoga gemacht haben, sollten Sie zu Beginn einen Anfängerkurs besuchen, in dem Ihnen eine ausgebildete Lehrkraft die richtigen Körperhaltungen und die korrekten Atemtechniken zeigt.

SCHLUSS MIT PENDELN

Eine Studie der University of Leicester aus dem Jahr 2017 brachte schlechte Nachrichten für alle Autofahrer: Wenn Sie täglich mehr als zwei Stunden hinter dem Steuer verbringen, nimmt Ihr Gehirn Schaden. Ein Grund hierfür liegt darin, dass Sie beim Fahren sitzen, und Sitzen ist schlecht für den allgemeinen Gesundheitszustand (vor allem für Herz und Kreislauf). Aber Autofahren führt auch zu einer Reduktion der Gehirnaktivität. Bei jenen Probanden, die regelmäßig lange Strecken zurücklegten (wie etwa Pendlern), verringerte sich der IQ. Teilnehmer, die nur wenig oder gar nicht Auto fuhren, litten dagegen unter einem geringeren Verlust an kognitiven Fähigkeiten. Die Forscher vermuten, dass Auto fahren – abgesehen von den Problemen, die durch das lange Sitzen entstehen – Stress und Erschöpfung verursacht. Und dass Stress und Erschöpfung zum Abbau kognitiver Fähigkeiten führen, ist ausreichend belegt. Wenn Sie pendeln und dabei täglich mehr als zwei Stunden hinter dem Steuer sitzen, sollten Sie näher an Ihren Arbeitsplatz ziehen – oder sich einen neuen Job suchen.

GÖNNEN SIE SICH SCHOKOLADE

Wenn Sie Schokolade mögen, dann wissen Sie schon, dass Schokolade glücklich macht. Aber wussten Sie auch, dass sie gut für Ihr Gehirn ist? Einer jüngeren Studie zufolge verfügen Menschen, die mindestens einmal pro Woche Schokolade essen, oftmals über verbesserte kognitive Fähigkeiten. Bei Tests zur Gedächtnisleistung und zum abstrakten Denken schnitten Probanden, die mehr Schokolade aßen, besser ab.

Kakaobohnen enthalten Antioxidantien, sogenannte Kakaoflavanole, die den Verlust kognitiver Fähigkeiten ausgleichen können und es dem Gehirn ermöglichen, auch unter erschwerten Bedingungen zu funktionieren. Wenn Sie Schokolade essen wollen, um Ihrem Gehirn etwas Gutes zu tun, sollten Sie nicht an der Qualität sparen. Weil die Wirkstoffe, die Ihr Gehirn schützen, in den Kakaobohnen enthalten sind, sollten Sie sich Schokolade mit einem hohen Kakaoanteil gönnen. Günstige Schokolade ist häufig mit Pflanzenfett versetzt und enthält nur sehr wenig echten Kakao. Außerdem enthalten billige Produkte teilhydriertes Palmöl, Konservierungsstoffe und viel Zucker – alles Stoffe, die so ziemlich das Gegenteil von gesunder Ernährung sind. Hochwertige Schokolade wird dagegen mit hohem Kakaoanteil hergestellt, mit Qualitätsbohnen aus biologischem Anbau und nur sehr wenig Zucker, und ist daher weitaus gesünder. Als Alternative zu den handelsüblichen Schokoriegeln mit viel Zucker, gesättigten Fetten und künstlichen Geschmacksstoffen kaufen viele Leute mittlerweile Bio-Schokolade in unverarbeiteter Form und stellen ihre eigenen süßen Leckereien her.

HÖREN SIE AUF IHR BAUCHGEFÜHL

Man könnte ja meinen, der Körper würde vom Gehirn gesteuert, aber da ist noch eine andere Instanz im Spiel. Die Forschung erkennt zunehmend die Bedeutung des enterischen Nervensystems, also jenes Nervensystems, das den Verdauungstrakt (vom Mund bis zum Po) durchzieht. Wie es in Ihrem Bauch zugeht, hat nicht nur Einfluss darauf, dass in Ihrem Körper alles reibungslos abläuft, sondern auch auf Ihre Stimmung. Und dabei geht es mehr als nur um Magengrummeln. Sie kennen doch bestimmt die »Schmetterlinge im Bauch«, wenn Sie einem besonderen Menschen begegnen, oder? Dieses Gefühl ist nichts anderes als ein Signal Ihres enterischen Nervensystems, das Emotionen zum Ausdruck bringt. Der Großteil des Serotonins in unserem Körper befindet sich im Bauchraum. Aus neueren Erkenntnissen über die Wirkung des Verdauungstrakts auf die körperliche und geistige Gesundheit entstand die Disziplin der Neurogastroenterologie. Was können Sie jetzt damit anfangen? Die Forschung bemüht sich zwar noch herauszufinden, wie das Zusammenspiel von Verdauungstrakt und Gehirn funktioniert, doch eines steht bereits fest: Wenn Sie sich um Ihren Bauch kümmern und etwa ein bestehendes Reizdarmsyndrom behandeln lassen, tun Sie damit auch etwas für Ihr Gehirn und Ihre Stimmung.

AUSREICHEND WASSER

Wenn wir dehydriert sind, also nicht genug Wasser zu uns genommen haben, schlägt das Gehirn mitunter Kapriolen. Zu den möglichen Symptomen gehören Verwirrtheit, Schwindel und Konzentrationsschwäche. Unser Körper besteht zu über 70 Prozent aus Wasser und braucht von diesem Stoff daher mehr als von allem anderen. Wasser spielt bei so gut wie allen wichtigen Funktionen des Körpers eine entscheidende Rolle. Es bringt Nährstoffe und Sauerstoff ins Gehirn und sorgt für den Abtransport von Abfallstoffen aus den Körperzellen. Unser Gehirn besteht zu 73 Prozent aus Wasser, also müssen wir laufend Wasser nachfüllen, damit es reibungslos funktioniert.

Der menschliche Körper hat nicht die Möglichkeit, Wasser zu speichern. Tag für Tag verlieren wir rund zweieinhalb Liter Wasser durch Schwitzen, Atmen und den gesamten Stoffwechsel. Wenn wir an heißen Tagen oder beim Sport schwitzen, sind es sogar noch mehr. Im Schnitt sollte ein Erwachsener zwei bis drei Liter Wasser pro Tag trinken. Wenn Sie Durst verspüren, ist das bereits ein Anzeichen dafür, dass Sie zu wenig getrunken haben. Ob Sie ausreichend mit Wasser versorgt sind, können Sie durch einen Blick auf Ihren Urin feststellen: Er sollte möglichst hell (also wässrig) und nicht dunkel sein.

BAUCHATMUNG

Die meisten Menschen nutzen nur die Brustatmung: flache Atemzüge, bei denen die zwischen den Rippen gelegenen Muskeln den Brustkorb dehnen. Wenn man dagegen die sogenannte Bauchatmung anwendet, gelangt mehr Sauerstoff in den Körper und damit ins Gehirn. Bei der Bauchatmung zieht sich beim Einatmen das Zwerchfell zusammen und der Bauchraum dehnt sich aus, beim Ausatmen ist es dann umgekehrt. Ob Sie die Bauchatmung einsetzen, können Sie ganz leicht selbst überprüfen, indem Sie die Hand auf den Bauch legen. Wenn sie sich beim Einatmen hebt, dann atmen Sie mit Unterstützung des Zwerchfells. Senkt sie sich dagegen, dann atmen Sie mit der Brust. Um die Bauchatmung einzuüben, können Sie sich vorstellen, dass Sie beim Einatmen einen Ballon in Ihrem Bauch mit Luft füllen. Ist der Ballon voll, atmen Sie aus, bis Sie das Gefühl haben, dass er komplett leer ist. Schon wenige tiefe Atemzüge in Bauchatmung lösen Spannungen und reduzieren Stress. Forschungsergebnisse lassen außerdem vermuten, dass es schon ausreicht, sich auf den Atem zu konzentrieren, um den Geist zu beruhigen und die Aufmerksamkeit zu schärfen. Tiefe Atmung steigert zudem die Ausschüttung von Neurotransmittern wie Serotonin, das die Stimmung aufhellt.

MITTAGS WEG VOM SCHREIBTISCH!

Eine jüngere Umfrage ergab, dass etwa die Hälfte der berufstätigen Menschen am Schreibtisch zu Mittag isst und viele ganz auf das Mittagessen verzichten. Essen Sie auch meist vor dem leuchtenden Bildschirm? Dann sollten Sie sich bewusst machen, dass Sie damit Ihrem Gehirn keinen Gefallen tun, und zwar aus folgenden Gründen:

1. Sitzen schadet dem Gehirn. Wenn Sie zu lange nicht von Ihrem Stuhl aufstehen, belasten Sie dadurch Herz und Kreislauf, sammeln überflüssige Pfunde an und erhöhen das Risiko eines Schlaganfalls oder anderer gesundheitlicher Probleme.

2. Das Zusammensein mit Kollegen ist gut für Ihr Gehirn. Statt allein zu Mittag zu essen, treffen Sie sich lieber mit den anderen Lohnsklaven, ruhig auch mit dem Kollegen, den Sie nicht ausstehen können. Die Gesellschaft anderer Menschen macht nicht nur Ihr Gehirn glücklich, sondern sorgt meist auch dafür, dass uns die Arbeit besser gelingt.

3. Eine Pause ist auch Nahrung für Ihr Gehirn. Gönnen Sie Ihren Augen Abwechslung von den Bürowänden und denken Sie über etwas anderes nach als das, was gerade auf Ihrem Schreibtisch liegt. Wenn Sie dann erfrischt und energiegeladen zurückkehren, sind Sie produktiver, als wenn Sie durchgeackert haben. Ein kurzzeitiger Tapetenwechsel kann die Kreativität anregen und Stress und Burnout vorbeugen.

MESSEN SIE'S AB

Eine gesunde Ernährungsweise beugt bekanntlich vielen Problemen vor, die das Gehirn betreffen, von der Depression bis zur Demenz. Außerdem trägt sie zu einem langen Leben bei. Dabei kommt es nicht nur darauf an, was wir essen, sondern auch auf die Mengen, die wir zu uns nehmen. Studien haben gezeigt, dass durch zu viel Nahrung die Funktionen des Gehirns eingeschränkt werden können, was unter Umständen sogar bis zum Verlust des Gedächtnisses führen kann. Deshalb müssen Sie natürlich nicht gleich alles, was Sie essen, abwiegen. Wenn Sie sich einmal klar gemacht haben, wie groß eine Portion ist, entwickeln Sie schnell das richtige Augenmaß, um die entsprechende Menge abschätzen zu können.

Behalten Sie stets im Hinterkopf, dass die Portionsangaben auf Packungen und in Rezepten nicht unbedingt Ihren Essgewohnheiten entsprechen. Daher müssen Sie anfangs vielleicht manchmal die Küchenwaage hervorholen, um die Portionen abzuwiegen. Hier sind einige Tipps, an denen Sie sich orientieren können:

- 100 g gekochtes Fleisch, Fisch oder Geflügel entsprechen etwa einem Stapel Spielkarten.
- Für Reis und Nudeln gilt: Eine gute Portion hat etwa die Größe eines Tennisballs.
- Ist in Rezepten von einer halben Tasse die Rede, entspricht das einer Menge von etwa 125 ml Flüssigkeit.
- Bei Gewürzen gilt: Vier Messerspitzen entsprechen einem Teelöffel, drei Teelöffel entsprechen einem Esslöffel, und ein Esslöffel entspricht ca. 12 g.

WEG MIT DEN PESTIZIDEN

Ein Grund für die große Nachfrage nach Bio-Lebensmitteln ist unter anderem die Tatsache, dass für ihren Anbau keine künstlichen Dünger und Pestizide verwendet werden. Die Forschung konnte zeigen, dass bei Föten und Kleinkindern ein Zusammenhang zwischen hochwirksamen Pestiziden in Lebensmitteln und Unregelmäßigkeiten in der Entwicklung des Gehirns besteht. Andere Studien stellen Verbindungen zwischen Pestiziden und neurologischen Veränderungen bei Erwachsenen her. Auch wenn Sie Lebensmittel vermeiden, die mit Chemie getränkt wurden, können Sie noch viel mehr tun, um weniger gehirnschädigende Pestizide aufzunehmen, als nur im Bioladen einzukaufen. Hier sind einige Vorschläge:

- Waschen Sie Obst und Gemüse unter fließendem Wasser – auch Bio-Lebensmittel und solche, die Sie anschließend schälen.
- Trocknen Sie alles nach dem Waschen gut ab. Auch dadurch werden Pestizide entfernt.
- Essen Sie viele verschiedene Sorten von Lebensmitteln. So vermeiden Sie, ein Pestizid in besonders großer Menge zu sich zu nehmen.
- Werfen Sie bei Blattgemüse wie Salat die äußeren Blätter weg und bei Gemüsesorten wie Zwiebeln die Schale.
- Befreien Sie Fleisch vom Fett, denn Pestizide lagern sich vor allem im Fettgewebe ab.
- Wenn Sie Lebensmittel aus konventioneller Landwirtschaft verwenden, schälen Sie Obst und Gemüse, das eine hohe Pestizidbelastung aufweisen könnte (etwa Kartoffeln und Birnen).

WASCHEN SIE SICH DIE HÄNDE

Zahlreiche Studien konnten einen Zusammenhang zwischen bestimmten Arten von Infektionen und dem Auftreten eines Schlaganfalls nachweisen. Ein Schlaganfall kann also eine Komplikation im Rahmen einer anderen Erkrankung darstellen, wie einer schweren Grippe oder einer Lungenentzündung. Infektionen zu vermeiden, ist also eine gute Prophylaxe für Personen mit erhöhtem Schlaganfallrisiko. Eine kürzlich an der Columbia University durchgeführte Studie kam zu dem Ergebnis, dass Menschen, die häufig unter Infektionen leiden, mehr Probleme mit dem Gedächtnis sowie den kognitiven Fähigkeiten haben als Menschen, die nur selten unter Infektionen leiden. Wer sich im Laufe seines Lebens immer wieder eine Infektion zuzieht, schneidet bei Tests zur Leistungsfähigkeit des Gehirns schlechter ab. Chronische Infektionen wie Herpes wiegen hierbei schwerer als akute Infektionen wie eine gewöhnliche Grippe. Anderen Studien zufolge besteht ein Zusammenhang zwischen Infektionen und dem Fortschreiten von Alzheimer. Obwohl noch nicht bekannt ist, warum vor allem chronische Infektionen sich auf den Abbau geistiger Fähigkeiten auswirken, ist es doch wichtig, sie zu vermeiden, um das Gehirn zu schützen. Daher sollten Sie sich an folgende Regeln halten:

- Waschen Sie sich die Hände, vor allem nach dem Toilettenbesuch und bevor Sie mit Lebensmitteln hantieren.
- Achten Sie darauf, dass Sie stets ausreichend geimpft sind. Erwachsene vergessen oft, dass ihr Impfschutz aufgefrischt werden muss.
- Verwenden Sie beim Sex Kondome (und praktizieren Sie auch sonst Safer Sex).
- Teilen Sie Ihre Zahnbürste (oder andere Hygieneartikel) nicht mit anderen.

KEINE ANGST MEHR

Fast jeder Mensch hat schon einmal Angstzustände erlebt, sei es wegen einer bevorstehenden Prüfung oder wegen eines drohenden finanziellen Engpasses. Angst kann die Lebensfreude erheblich einschränken, das wissen wir alle. Wer aber chronischen Angstzuständen oder eher generalisierten als akuten Ängsten ausgesetzt ist, hat ein signifikant höheres Risiko, an Depressionen, Schlaflosigkeit oder anderen Leiden zu erkranken, die das Gehirn in Mitleidenschaft ziehen. Die Abwehrmechanismen zu stärken, mit denen wir auf angstauslösende Faktoren reagieren, kann hier sehr hilfreich sein. Beruhigt man zunächst das Nervensystem, kann das folgende Wirkungen zeigen:

- Lösung von Ängsten, innerer und äußerer Unruhe und anderer nervöser Spannungen
- Erholsamerer Schlaf und erhöhtes Gefühl des Ausgeruhtseins
- Weniger Gedankenwirrwarr

Nach Angaben des nationalen US-Gesundheitsinstituts (das zum amerikanischen Gesundheitsministerium gehört) haben sich folgende Pflanzen und Wirkstoffe bei der Bekämpfung von Ängsten bewährt:

- Ginkgo biloba
- Kava-Kava
- Baldrian
- Theanin (Bestandteil von grünem Tee)
- Hopfen
- Zitronenmelisse
- Helmkraut
- Passionsblume
- Kamille

Die meisten dieser Stoffe können Sie in Form von Nahrungsergänzungsmitteln einnehmen oder als Tee trinken. Falls Ihnen Angstzustände ernsthaft zu schaffen machen, ziehen Sie Ihren Arzt zu Rate.

SEHEN SIE DAS POSITIVE

Laut Dr. Daniel G. Amen, dem Autor des Bestsellers *Change Your Brain, Change Your Life* (dt. *Das glückliche Gehirn*), setzt jeder Gedanke im Gehirn bestimmte Stoffe frei. Positive, glückliche, hoffnungsfrohe, optimistische und freudvolle Gedanken sorgen für die Ausschüttung von Substanzen, die Wohlbefinden auslösen und dem Gehirn zu Höchstleistungen verhelfen; unglückliche, niedergeschlagene, negative und finstere Gedanken haben die gegenteilige Wirkung, verlangsamen das Denken und können sogar zu Depressionen führen. Wenn wir uns immer nur vor Augen halten, was alles schiefläuft oder schieflaufen könnte, wie unglücklich wir sind oder wie sehr uns jemand verletzt hat, können diese negativen Gedanken die Leistungsfähigkeit des Gehirns mindern. Sie entziehen ihm seine positive Kraft. Dr. Amen rät dazu, negative Gedanken aufzuschreiben, um ihnen so die Macht über unser Gehirn zu nehmen.

GINKGO

Die Substanzen, die in den Blättern des Ginkgobaums enthalten sind, können bei der Behandlung von Problemen mit dem Gedächtnis und den kognitiven Fähigkeiten eingesetzt werden. In einer Studie, die im *Journal of the American Medical Association* veröffentlicht wurde, konnten Forscher nachweisen, dass die Einnahme von Ginkgoextrakt bei Menschen, die an Demenz erkrankt sind – egal in welchem Stadium –, zu Verbesserungen des Erinnerungsvermögens und der sozialen Interaktion führt. Ginkgo biloba ist als Extrakt und in Kapselform erhältlich. Kaufen Sie nur hochwertige Produkte und lesen Sie die Angaben zu den Inhaltsstoffen. Achten Sie darauf, dass das Produkt 24 Prozent Flavonglykoside und 6 Prozent Terpene enthält – das sind die Substanzen, die für die positive Wirkung verantwortlich sind. Rechnen Sie aber damit, dass sich auch bei regelmäßiger Einnahme frühestens nach acht Wochen Verbesserungen einstellen.

Bei der Einnahme von Ginkgo kann es zu Wechselwirkungen mit anderen Präparaten (wie etwa bestimmten MAO-Hemmern) kommen. Vor allem wenn Sie wegen einer Herzerkrankung Medikamente brauchen und zusätzlich Ginkgo einnehmen möchten, holen Sie sich zuvor Rat bei Ihrem Arzt. Und halten Sie sich immer an die empfohlenen Dosen.

UMARMEN SIE DIE WELT

Eine jüngst an der Carnegie Mellon University durchgeführte Studie kam zu dem Ergebnis, dass Nähe zu anderen Menschen, besonders körperliche Nähe wie bei Umarmungen, gegen stressbedingte Erkrankungen schützt. Das Leben von Menschen, die enge Kontakte pflegen, ist reich an Umarmungen und ärmer an Konflikten, und wenn sie sich eine Infektion zuziehen, entwickeln sie weniger gravierende Symptome. Menschen mit schwächer ausgeprägten sozialen Kontakten leiden dagegen vermehrt an körperlichen Beschwerden. Schwedische Forscher haben herausgefunden, dass stressbedingte Erkrankungen auch bei Berufen, die mit einer hohen Belastung einhergehen, durch soziale Kontakte verringert werden können. Und Forscher der University of California haben gezeigt, dass sich der stressmindernde Effekt solcher Kontakte unabhängig davon einstellt, ob man Liebe gibt oder sich geliebt weiß.

Umarmungen schützen nicht nur vor Krankheiten, sondern machen auch glücklich. Körperkontakt mit einem Menschen, der uns am Herzen liegt, sorgt für den Abbau von Ängsten, senkt den Spiegel des Stresshormons Kortisol und regt die Produktion von Oxytocin und Dopamin im Gehirn an, zwei Neurotransmittern, die die Stimmung heben. Die Forschung hat auch die ideale Dauer einer Umarmung ermittelt: mindestens zwanzig Sekunden. Wenn Sie mit Ihrem Haustier kuscheln, hat das einen vergleichbaren Effekt. Sollten Sie allein leben, können Sie sich also bei Bello Ihre täglichen Streicheleinheiten abholen.

VORSICHT MIT DEM WEISSEN PULVER

Glukose, eine Form von Zucker, liefert die Energie für sämtliche Prozesse in unserem Körper. Auch das Gehirn benötigt Glukose, um zu funktionieren – die Hälfte der Energie, die der Körper aus Zucker gewinnt, wird im Gehirn verbraucht. Ohne ausreichend Zucker ermüdet das Gehirn und wird langsamer. Die Wissenschaft hat jedoch festgestellt, dass eine stark zuckerhaltige Ernährung dem Gehirn gleichfalls Probleme bereitet, weil sie nämlich die kognitiven Funktionen einschränkt. Essen Sie zu viele Schokoriegel, dann setzt Ihr Gehirn aus. Zu viel Zucker macht vergesslich, vermindert die Lernfähigkeit und begünstigt außerdem Angstzustände und Depressionen. Sie sollten Zucker also in Maßen genießen. Unsere Nahrung enthält häufig viel Zucker, der sich allerdings oft versteckt (so gut wie alle Lebensmittelprodukte enthalten Zucker: vom Ketchup über das Salatdressing bis zu Nudelsoßen). Ernährungsexperten sind sich indes einig, dass weniger Zucker besser für uns alle wäre.

Alle Formen von Zucker sind einfache Kohlenhydrate. Unser Körper nutzt sie als Energiequelle. Während des Verdauungsprozesses werden Kohlenhydrate zu Zuckermolekülen zerkleinert, die dann in den Blutkreislauf gelangen. Manche Arten von Zucker kommen natürlich vor, wie etwa Laktose in Milchprodukten oder Fruktose in Obst. Vielen Lebensmitteln wird Zucker wegen des Geschmacks hinzugefügt. Die meisten künstlich gezuckerten Lebensmittel liefern zwar Kalorien, aber kaum essenzielle Nährstoffe wie Ballaststoffe, Vitamine und Mineralstoffe. Essen Sie daher lieber Obst, denn es enthält neben der Fruktose auch die Vitamine A und C, Kalium, Folsäure, Antioxidantien, sekundäre Pflanzenstoffe und Ballaststoffe, um nur einige zu nennen.

Für Zucker gibt es gegenwärtig keine empfohlene Tagesdosis. Fachleute empfehlen jedoch, dass 55 bis 60 Prozent der Gesamtmenge der Kalorien in der Nahrung aus Kohlenhydraten stammen sollten und weniger als 10 Prozent aus einfachen Zuckern wie Laktose und Fruktose. Die Amerikanische Kardiologische Gesellschaft empfiehlt eine Höchstmenge von sechs Teelöffeln Zucker pro Tag für Frauen und neun Teelöffeln für Männer.

RAN AN DIE NÜSSE

Forscher der Universität Harvard haben in einer Studie herausgefunden, dass der Verzehr von Nüssen die Lebensdauer verlängert. Das liegt zumindest zum Teil daran, dass Nüsse gut fürs Gehirn sind. Sie sind reich an Ölen, enthalten aber auch Mineralstoffe, Ballaststoffe, nicht unbedeutende Mengen an Proteinen und dazu noch Omega-3-Fettsäuren. Studien haben gezeigt, dass sie die kognitiven Leistungen steigern und den Abbau der Gehirnsubstanz verlangsamen können. Nüsse haben viele Kalorien, weshalb man nicht zu viele davon essen sollte – ein bis zwei Esslöffel sind schon eine Portion. Essen Sie am besten ungesalzene Nüsse; ob sie geröstet sind oder nicht, spielt keine so große Rolle, allerdings sollte das Rösten ohne Zusatz von Fett erfolgt sein. Nüsse passen hervorragend zu Nahrungsmitteln, die reich an Vitamin C sind, wie etwa Obst und Gemüse, denn das Vitamin C unterstützt die Resorption des in den Nüssen enthaltenen Eisens.

Diese vier Nussorten sind am besten für das Gehirn:

- Walnüsse
- Mandeln
- Haselnüsse
- Erdnüsse

MEHR SEROTONIN

Serotonin ist ein Neurotransmitter, der die Kommunikation zwischen Gehirn und Körper sicherstellt. Ein niedriger Serotoninspiegel führt zu Problemen mit der Gemütslage, wie etwa Angstzuständen oder Depressionen. Zu viel Serotonin hat jedoch Übelkeit und Durchfall zur Folge.

Unser Körper stellt Serotonin aus Tryptophan her, das wir mit der Nahrung aufnehmen. (Dabei wird Tryptophan zunächst in 5-HTP [5-Hydroxytryptophan] umgewandelt, welches anschließend zu Serotonin umgewandelt wird.) Je mehr Tryptophan wir zu uns nehmen, desto mehr Serotonin produziert unser Körper. Serotonin allein kann die Blut-Hirn-Schranke nicht überwinden, daher ist die Einnahme von Serotonin, etwa in Form von Nahrungsergänzungsmitteln, wirkungslos.

Zu den Nahrungsmitteln, die Tryptophan enthalten (und daher die Produktion von 5-HTP anregen), gehören helles Putenfleisch, Rinderhackfleisch, Hüttenkäse, Hähnchenschenkel, Kürbiskerne, Milch und Mandeln. Zu viel Tryptophan macht müde, daher gilt auch hier: alles in Maßen. Die Produktion von Serotonin im Gehirn können Sie auch durch tiefes Atmen oder eine Massage anregen.

NEHMEN SIE DRUCK RAUS

Falls Sie an Bluthochdruck leiden oder entsprechende Risikofaktoren mitbringen, tun Sie Ihrem Gehirn etwas Gutes, wenn Sie Ihren Blutdruck senken. Weil hoher Blutdruck die Blutzufuhr zum Gehirn verringert, erhöht er das Risiko des Abbaus kognitiver Funktionen. Das hat Veränderungen im Gehirn zur Folge, die sich in leichter Verwirrung, aber auch in schwerwiegendem Gedächtnisverlust äußern können. Hoher Blutdruck kann überdies zu Blutgerinnseln und einer Schwächung der Gefäße führen, wodurch das Risiko eines Schlaganfalls steigt. Schützen Sie also Ihr Gehirn, indem Sie Ihre Blutdruckwerte niedrig halten. Folgende Maßnahmen können Ihnen dabei helfen:

- Finden Sie zunächst heraus, ob Sie Bluthochdruck haben oder bei Ihnen ein entsprechendes Risiko besteht. Viele Menschen wissen nicht, dass sie einen zu hohen Blutdruck haben.
- Ernähren Sie sich ausgewogen und treiben Sie Sport.
- Vermeiden Sie Stress.
- Vermeiden Sie Natrium.
- Notieren Sie regelmäßig Ihre Blutdruckwerte.
- Falls erforderlich, lassen Sie sich blutdrucksenkende Medikamente verschreiben.

NUTZEN SIE PLACEBOS

Nach Ansicht von Dr. Daniel G. Amen, dem Autor von *Change Your Brain, Change Your Life* (dt. *Das glückliche Gehirn)*, können Placebos (Substanzen ohne jede physiologische oder heilende Wirkung) erstaunliche Effekte haben. Vor 150 Jahren, so Amen, setzten Ärzte bei der Behandlung von Krankheiten noch weitaus stärker auf die Beziehung zu ihren Patienten sowie die Gabe von Placebos. Viele Patienten gesundeten, einfach weil sie ihrem Arzt vertrauten und an ihre Heilung glaubten.

Jüngere Studien haben ergeben, dass der Placeboeffekt etwa bei Depressionen, Angststörungen und Parkinson genutzt werden kann (nicht jedoch bei Krebs oder Alzheimer). Ein Forscher vermutet, dass die Wirkung von Placebos davon abhängt, was Patienten von ihnen erwarten. Die Parkinson-Krankheit beispielsweise ist eine Folge von Dopaminmangel im Gehirn. Unser Gehirn produziert Dopamin als Reaktion auf Erwartungen. Was folgt daraus? Ihr Geist kann sich so unter Umständen selbst gesund denken!

KNABBERN SIE KÜRBISKERNE

Kürbiskerne befinden sich im Herzen der Kürbisfrucht, umhüllt von einer gelb-weißen Schale. Diese Supersamen enthalten zahlreiche Mineralstoffe wie Zink, Magnesium, Mangan, Eisen, Kupfer und Phosphor, dazu Proteine, einfach ungesättigte Fettsäuren, Omega-3-Fettsäuren und Omega-6-Fettsäuren. Jeder dieser Stoffe ist auf seine Weise gut für das Gehirn. Außerdem enthalten Kürbiskerne die Aminosäure Glutamat, die im Gehirn die Produktion der γ-Aminobuttersäure (GABA) fördert, einer Substanz, die gegen Angststörungen wirkt. Darüber hinaus stärken sie das Gedächtnis und fördern die Konzentration. Sie können Kürbiskerne zum Garnieren verwenden, ins Müsli mischen oder rösten und einfach so knabbern. Wenn Sie kein Freund von Körnern sind, verwenden Sie Kürbiskernöl, das zahlreiche ähnliche Eigenschaften hat.

FÖRDERN SIE IHRE KREATIVITÄT

Wahrscheinlich glauben Sie, dass Sie dann am kreativsten sind, wenn Sie hellwach und mit allen Sinnen bei der Sache sind. Die Forschung kommt jedoch zu einem anderen Ergebnis. Die meisten Menschen sind vielmehr dann am kreativsten, wenn sie müde sind (nicht erschöpft, sondern einfach nur müde). Wenn wir müde sind, filtert unser Gehirn nicht so aufmerksam Hintergrundinformationen aus, also Gedanken und Reize von außen, die es normalerweise ausblendet. Kreatives Tun besteht jedoch darin, Auseinanderliegendes zusammenzubringen und beim Denken neue Wege einzuschlagen, und das passiert eher, wenn man müde ist. Kreativität basiert auch auf der Einbildungskraft, und diese wird oft vom Frontallappen des Gehirns unterdrückt, der für das Denken zuständig ist – außer, er ist müde. Wenn Sie also zu neuen Einsichten gelangen wollen, nehmen Sie sich Ihre Probleme kurz vor dem Schlafengehen vor.

WEG MIT DEM FETT

Unser Gehirn besteht zu sechzig Prozent aus Fett und verbraucht zwanzig Prozent der aus dem Stoffwechsel gewonnenen Energie. Da ist es nicht verwunderlich, dass unsere Nahrung auch Fett enthalten muss. Ohne Fett funktioniert unser Nervensystem nicht richtig und der Stoffwechsel läuft nicht rund. Fette sorgen dafür, dass fettlösliche Vitamine (A, D, E und K) im Blut transportiert, absorbiert und gespeichert werden. Eine übermäßig fettreiche Ernährung kann jedoch im Hippocampus – der Hirnregion, in der Gedächtnis und Lernvermögen angesiedelt sind – zu Schäden an den Synapsen fuhren. Daher sollten Sie Fett nur in Maßen zu sich nehmen. Folgende Tipps können Ihnen dabei helfen:

- Essen Sie fettarme oder fettfreie Milchprodukte.
- Verwenden Sie fettarme Salatdressings und nur gelegentlich solche, die Buttermilch, Mayonnaise oder Blauschimmelkäse enthalten.
- Verwenden Sie Kochspray oder antihaftbeschichtete Pfannen und braten Sie nach Möglichkeit nichts in Öl an.
- Entfernen Sie bei Fleisch und Geflügel überschüssiges Fett und die Haut.
- Achten Sie beim Einkauf darauf, wie viel und welche Sorten Fett die Produkte enthalten.
- Hüten Sie sich vor versteckten Fetten in Pizzabelägen, Gebratenem, Eis, fetten Fleischprodukten (Salami, Fleischwurst, Bratwurst, Hot Dogs, Pfeffersalami, Bacon, Spareribs), Kuchen, Plätzchen, Nudelsalat, Kartoffelsalat und Krautsalat.
- Essen Sie weniger rotes Fleisch und stattdessen lieber Geflügel, Fisch oder vegetarische Gerichte.
- Sparen Sie bei Nudeln mit Sahnesoßen und nehmen Sie lieber Soßen auf der Basis von Tomaten.

HÖREN SIE AUF ZU SCHNARCHEN

Schnarchen kann ein Anzeichen für obstruktive Schlafapnoe sein, also für Atemstörungen während des Schlafes. Eine Apnoe schadet dem Gehirn, denn sie führt zu Schlafmangel, der wiederum Gedächtnisverlust zur Folge haben kann. Sie kann auch die Struktur des Gehirns verändern, Nervenzellen beschädigen und die Fähigkeit zu klarem Denken und zur Entscheidungsfindung beeinträchtigen. Allerdings können viele dieser Schäden durch eine Behandlung der Apnoe wieder behoben werden. Wenn Sie vermuten, an Schlafapnoe zu leiden, fragen Sie Ihren Arzt um Rat und lassen Sie sich behandeln.

KLEINE SNACKS ZWISCHENDURCH

Die meisten Ernährungswissenschaftler sind sich einig, dass es weitaus gesünder ist, über den Tag verteilt mehrere kleine Mahlzeiten zu sich zu nehmen, als nur die üblichen drei großen Mahlzeiten pro Tag. Zwischenmahlzeiten sorgen für eine permanente Zufuhr von Nährstoffen, die vor allem unser Gehirn benötigt, um seine Funktionen zu erfüllen.

Wenn Sie Ihre Snacks klug auswählen, können Sie Ihren Körper (und vor allem Ihr Gehirn) zwischen den Mahlzeiten versorgen, ihm fortlaufend Energie liefern und eine ausreichende Zufuhr an essenziellen Nährstoffen gewährleisten. Außerdem wirken Sie dadurch Hungergefühlen zwischen den Mahlzeiten entgegen. Je länger Sie nach einer Mahlzeit warten, desto mehr werden Sie wahrscheinlich bei der nächsten essen. Hier sind ein paar Tipps für gesunde Zwischenmahlzeiten:

- Stellen Sie sich fettarme und nährstoffreiche Snacks zusammen.
- Planen Sie Zwischenmahlzeiten als festen Bestandteil Ihrer täglichen Ernährung ein, statt sie als Zugaben zu betrachten.
- Nehmen Sie Snacks bewusst zu sich, statt sie gedankenlos nebenher zu essen.
- Essen Sie kleine Portionen, die nicht so groß wie eine Mahlzeit sind.

Hier einige Beispiele für gesunde Snacks, die Sie in Ihren Ernährungsplan einbauen können:

- Rohkost mit fettarmem oder fettfreiem Dressing
- Fruchtjoghurt mit fettarmem Müsli
- Fettarmer Hüttenkäse mit frischem Obst
- Frisches Obst
- Popcorn (ungezuckert, aus der Mikrowelle)
- Fladenbrot, gefüllt mit frischem Gemüse und fettarmem Dressing
- Vollkorn-Getreideflocken und Magermilch
- Gemüsesaft

AUF DIE EINSTELLUNG KOMMT ES AN

Eine anspruchsvolle Tätigkeit, wie etwa das Lösen einer mathematischen Gleichung, empfinden wir als kräftezehrend, und nach einer Weile fühlen wir uns müde. Wenn wir dagegen auf Facebook Katzenvideos ansehen, scheint das unseren Geist weniger anzustrengen, weil das Gehirn dafür nicht annähernd so viel Energie benötigt. Aber stimmt das? Nicht ganz.

Das Gefühl der Erschöpfung, das sich nach einer fordernden Tätigkeit einstellt, wird unter anderem durch Stress ausgelöst – wenn Sie sich etwa bei einer Matheprüfung ständig um Ihre Leistung und Ihre Note sorgen. Daher kann unter bestimmten Umständen das Gehirn durch eine schwierige Aufgabe tatsächlich schneller ermüden als durch eine leichte. Untersuchungen haben jedoch ergeben, dass es auf die innere Einstellung ankommt. Anders gesagt: Wir glauben nur, dass das Lösen von Gleichungen ermüdender ist als das Betrachten von Katzenvideos. Was den Energieverbrauch angeht, besteht dagegen kaum ein Unterschied.

Eine Studie hat gezeigt, dass das tatsächliche Ausmaß der geistigen Erschöpfung vor allem von unserer eigenen Erwartung abhängt. Wenn wir glauben, eine Aufgabe sei knifflig, dann ist sie das oftmals auch. Probieren Sie daher einfach mal, Ihre Einstellung zu ändern. Lassen Sie sich von Ihrem Gehirn nicht einreden, es sei erschöpft, sondern denken Sie daran, dass Katzenvideos Ihrer geistigen Frische genauso zusetzen würden.

FETTE – ABER NUR DIE RICHTIGEN

Wie Sie wissen, braucht Ihr Gehirn Fett (natürlich in Maßen), um reibungslos zu funktionieren. Idealerweise nehmen Sie nur gesunde Fette zu sich. Oft enthält unsere Nahrung jedoch auch ungesunde Fette, wie etwa gesättigte, gehärtete und teilgehärtete Fette (Transfette), wie sie in vielen abgepackten Backwaren, in Margarine und industriell verarbeiteten Lebensmitteln zu finden sind. Gesättigte Fette sind bei Zimmertemperatur fest. Sie sind in gut marmoriertem Rindfleisch enthalten sowie in Butter, Vollmilchkäse, Eis, Eigelb und fetthaltigem Fleisch vom Rind, Schwein oder Lamm. Auch manche Öle wie Palmöl, Palmkernöl und Kokosöl sind gesättigt. Nach Angaben der Gesellschaft zur Erforschung und Prävention von Alzheimer besteht die ideale Ernährung aus folgenden Bestandteilen:

- 20 Prozent »gute« Fette, wie Olivenöl »nativ extra«
- 40 Prozent magere Proteine, wie sie in Fisch, Hühnchen, Pute und Soja enthalten sind
- 40 Prozent komplexe Kohlenhydrate, wie sie in frischem Obst und Gemüse, Vollkornprodukten und Hülsenfrüchten enthalten sind
- Viel »Superfood« wie Heidelbeeren, Spinat und Meeresalgen

»Gute« Fette sind zum Beispiel die folgenden Öle:

- Avocadoöl
- Leinöl
- Olivenöl
- Sesamöl
- Walnussöl

RAUS MIT DEM CHOLESTERIN

Unser Körper braucht Cholesterin. Es schützt die Nervenzellen und ermöglicht ihnen, die elektrischen Impulse zu senden, die Körper und Geist am Laufen halten. Etwa 25 Prozent des Cholesterins des menschlichen Körpers befinden sich im Gehirn. Wir brauchen es jedoch nicht eigens zu uns zu nehmen, denn unser Körper kann so viel Cholesterin produzieren, wie er benötigt.

Das Cholesterin, das wir mit der Nahrung zu uns nehmen, ist in tierischen Produkten enthalten wie in Eigelb, Fleisch, Geflügel, Fisch, Meeresfrüchten und Milchprodukten aus Vollmilch. Wenn wir zu viel davon essen, kann der Cholesterinspiegel ein ungesundes Maß erreichen. Nichts sorgt so sehr für einen Anstieg des (»bösen«) LDL-Cholesterins wie gesättigte Fette. Auch Transfette erhöhen den Cholesterinspiegel im Blut. Lebensmittel mit einem hohen Anteil an gesättigten Fetten enthalten generell einen hohen Anteil an Cholesterin. Folgende Tipps können Ihnen dabei helfen, weniger Cholesterin über die Nahrung aufzunehmen:

- Verwenden Sie bei Produkten wie Salatdressings, Mayonnaise, Margarine und Frischkäse die fettarmen Varianten.
- Essen Sie höchstens vier Eigelb pro Woche. Ein großes Ei enthält etwa 186 mg Cholesterin, und das befindet sich ausschließlich im Eigelb – das Eiweiß ist dagegen frei von Cholesterin. Ersetzen Sie beim Backen ein Ei durch zwei Eiweiß oder verwenden Sie Ei-Ersatzprodukte.
- Essen Sie wenig Innereien wie etwa Leber. Sie sind zwar nahrhaft, enthalten aber auch viel Cholesterin.
- Essen Sie mehrmals pro Woche ein Hauptgericht aus fettarm zubereiteten Meeresfrüchten.
- Schieben Sie hin und wieder ein vegetarisches Gericht ein. Gerichte mit Bohnen oder Sojaprodukten als Hauptproteinquelle senken den Cholesterinspiegel.

NUTZEN SIE DIE KRAFT DER PFLANZEN

Pflanzliche Heilmittel stellen oft eine Alternative zu herkömmlichen Medikamenten dar und erfreuen sich immer größerer Beliebtheit. Sie können die Gedächtnisleistung steigern und für ein besseres Funktionieren des Nervensystems sorgen. Bisweilen werden sie auch bei der Behandlung von Depressionen, Antriebslosigkeit, Aufmerksamkeitsstörungen und anderen Erkrankungen eingesetzt. Holen Sie vor der Einnahme pflanzlicher Heilmittel immer den Rat Ihres Arztes ein, vor allem, wenn Sie schwanger sind.

Halten Sie sich beim Kauf pflanzlicher Heilprodukte an vertrauenswürdige Marken und befolgen Sie die Hinweise zur Dosierung. Kaufen Sie nur Produkte namhafter Hersteller. Auf der Packung sollten die Firmenanschrift und die Chargennummer zu finden sein sowie das Verfallsdatum und die empfohlene Dosierung.

Mit diesen Pflanzen tun Sie Ihrem Gehirn etwas Gutes:

- Für Energiezufuhr: Ginseng, Gotu Kola
- Gegen Erschöpfung: Paprika (Cayenne), Ginseng, Amerikanischer Ginseng, Gotu Kola, Hafer
- Gegen Schlaflosigkeit: Echte Katzenminze, Kamille, Hopfen, Frauenschuh, Helmkraut, Baldrian
- Stärkung des Gedächtnisses: Tragant, Kalmus, Cayenne, Chinesische Engelwurz, Ingwer, Ginkoextrakt, Ginseng, Gotu Kola
- Stärkung der geistigen Gesundheit: Cayenne, Ginseng, Gotu Kola
- Gegen Nervosität: Echte Betonie, Echte Katzenminze, Kamille, Eisenkraut, Hopfen, Frauenschuh, Mistel, Passionsblume, Küchenschelle, Roter Salbei (gegen Spannungskopfschmerzen), Helmkraut, Baldrian
- Gegen Stress: Alfalfa, Kamille, Ginseng, Gotu Kola, Hopfen, Seetang, Frauenschuh, Passionsblume, Baldrian

SCHWELGEN SIE IN ERINNERUNGEN

Wenn Sie Ihr Gedächtnis anregen und auf Touren bringen wollen, dann schwelgen Sie in Erinnerungen. Führen Sie sich Erlebnisse von früher wieder vor Augen, indem Sie alte Fotos oder Videos anschauen oder mit Freunden über alte Zeiten plaudern. Gehen Sie Ihre Timeline auf Facebook durch. Die Erinnerung tut Ihrem Gehirn gut, auch wenn Sie noch recht jung sind und die Ereignisse, an die Sie denken, nicht lange zurückliegen. Und weil Erinnerungen angenehme Gefühle auslösen, blicken Sie dadurch optimistischer in die Zukunft. Eine kürzlich durchgeführte Studie hat gezeigt, dass die Aktivierung des Langzeitgedächtnisses die Gehirntätigkeit ganz allgemein stärkt und auch das Kurzzeitgedächtnis anregt. Ein kurzer Besuch in der Vergangenheit hilft Ihrem Gehirn also, im Hier und Heute klarzukommen.

STELLEN SIE SICH IHREN PHOBIEN

Unter einer Phobie versteht man eine irrationale, zwanghafte und beständige Angst vor bestimmten Situationen (etwa vor dem Fliegen) oder Dingen (etwa vor Spinnen). Die Konfrontation mit etwas, vor dem wir uns fürchten, kann zu phobischen Angstattacken führen. Diese können mit körperlichen Symptomen einhergehen wie Herzklopfen, Atemnot, Schwäche, einem unkontrollierbaren Gefühl des Schreckens und hysterischem Schreien. Phobien sind eng verwandt mit Angstzuständen. Ursachen für chronische Angstzustände können Stress und ungelöste Konflikte sein. Wer an chronischen Angstzuständen leidet, entwickelt unter Umständen eine Phobie, die dann als eine Art Schutzschild fungiert. Wenn Phobiker den Auslöser der Phobie vermeiden, können sie ihre weiterhin bestehende Angst unterdrücken und so zu einer gewissen inneren Stabilität finden. Die Begegnung mit dem angstauslösenden Objekt kann dann jedoch zu einer ausgewachsenen Phobieattacke führen. Wenn Sie an einer Phobie leiden, können eine Therapie und Meditation Ihnen helfen, mit der Phobie umzugehen, sie zu überwinden und zu innerem Frieden und einem ruhigeren Geist zu finden.

SALBEI

Schon seit Jahrhunderten vermutet man, dass Salbei die Gedächtnisleistung steigert. Studien haben nun gezeigt, dass dies tatsächlich zutrifft. Salbei fördert die körpereigene Produktion von Acetylcholin, einem Stoff, der die Gedächtnisleistung erhöht. Untersuchungen zufolge stärken schon geringe Mengen Salbei das Erinnerungsvermögen und die Konzentrationsfähigkeit. Außerdem wirkt Salbei antioxidierend und vertreibt die lästigen freien Radikale aus dem Gehirn. Manche Forscher ziehen Salbei auch zur Behandlung schwerwiegenderer Erkrankungen wie Alzheimer in Erwägung.

Abgesehen davon macht sich Salbei natürlich auch hervorragend in der Küche, etwa in Omeletts, in Nudelsoßen, als Gewürz für Pute (aber auch für alle anderen Geflügelarten) und noch für vieles mehr. Verwenden Sie es ruhig großzügig – Ihr Gehirn wird es Ihnen danken.

SENKEN SIE IHREN BLUTZUCKERSPIEGEL

Ihr Gehirn führt kein isoliertes Dasein, sondern ist Teil Ihres Körpers und somit Wechselwirkungen mit allen anderen Organen ausgesetzt. So haben etwa Menschen mit Typ-2-Diabetes ein erhöhtes Risiko von Demenzerkrankungen wie Alzheimer, wobei die Forschung noch nicht ermitteln konnte, welche Mechanismen hier am Werk sind. Auch Menschen mit Insulinresistenz und erhöhten Blutzuckerwerten sind gefährdet. Zwar steht der Beweis noch aus, dass die regelmäßige Kontrolle des Blutzuckerspiegels die Wahrscheinlichkeit einer Demenzerkrankung reduziert, doch ist diese Maßnahme durchaus ratsam, bedenkt man den engen Zusammenhang. Auf jeden Fall senken Sie dadurch die Wahrscheinlichkeit, an Diabetes zu erkranken (oder bekommen ihn besser in den Griff), was ja schon Grund genug wäre. Den Blutzuckerspiegel im Auge zu behalten, erfordert ähnliche Maßnahmen wie der Schutz des Gehirns: ausgewogene Ernährung, Sport, ausreichend Wasser, Vermeidung von Stress. Um dabei Ihrer persönlichen körperlichen Verfassung gerecht zu werden, sollten Sie mit Ihrem Arzt sprechen und regelmäßig Ihren Blutzucker messen lassen.

KAUEN SIE KAUGUMMI

Auch wenn Ihr Zahnarzt die Stirn runzelt – Kaugummikauen ist gut für Ihr Gehirn. Wenn Sie schon einmal total nervös auf einem Kaugummi gekaut haben, etwa vor einer Prüfung, dann wissen Sie, dass Kauen Stress abbauen kann. Aber es stärkt auch die kognitiven Fähigkeiten, denn es fördert die Blutzufuhr zum Gehirn, wodurch das Denken angekurbelt wird. Außerdem weckt es die Aufmerksamkeit, was besonders bei Müdigkeit hilfreich sein kann. Einer Studie zufolge führt Kauen zu schnelleren Reaktionen und hilft dabei, neue Erinnerungen zu bilden. Und Kaugummikauen ist frei von den Nachteilen des Multitaskings, denn es lenkt nicht von der eigentlichen Tätigkeit ab. Die positiven Auswirkungen des Kaugummikauens halten jedoch nur so lange an, wie Sie kauen. Sobald Sie aufhören, ist es auch mit der positiven Wirkung vorbei. Und verwenden Sie Ihren Zähnen zuliebe nach Möglichkeit zuckerfreie Kaugummis.

WEG MIT DEN TRANSFETTEN

Transfette sind eine Belastung für das Gehirn. Was genau sind Transfette? Es handelt sich dabei um künstlich produzierte Fette in fester Form, die durch Hydrierung (Hinzufügung von Wasserstoff) entstehen. Durch diesen Prozess wird die atomare Struktur eines Stoffes verändert, sodass etwa eine Flüssigkeit fest wird (und dies bei Raumtemperatur auch bleibt). Aber warum sollte man etwa mit Pflanzenöl so verfahren? Während des Zweiten Weltkriegs entwickelte die Wissenschaft hydrierte Fette und Öle, um Lebensmittel für das Militär, die um die halbe Welt transportiert wurden, haltbarer zu machen. Butter wird schnell ranzig, Margarine jedoch nicht. Allerdings führen, wie die Forschung gezeigt hat, Transfette auch zu einem Anstieg des (»bösen«) LDL-Cholesterins und zu einem Absinken des (»guten«) HDL-Cholesterins – bewirken also genau das Gegenteil dessen, was die meisten Menschen brauchen. Doch damit nicht genug, die Transfette unterbrechen in den Gehirnzellen auch noch die Energiegewinnung in den Mitochondrien (das sind sozusagen die Kraftwerke der Zellen). Transfette können sogar noch schädlicher sein als gesättigte Fette und hydrierte Öle (die keine Transfette enthalten). Heutzutage raten Gesundheitsexperten in der Regel dazu, gänzlich auf Transfette zu verzichten. Als Brotaufstrich können Sie problemlos Margarine verwenden, die hierzulande so gut wie frei von Transfetten ist. Vorsicht ist indes bei Fertiggerichten und Frittiertem geboten, die häufig Transfette enthalten.

BRINGEN SIE ALFALFA AUF DEN TISCH

Vielleicht ist es Ihnen noch nicht in den Sinn gekommen, Alfalfa in Ihren Ernährungsplan aufzunehmen, aber um der Gesundheit Ihres Gehirns willen sollten Sie es tun. Diese Pflanze mit dem arabischen Namen, der so viel wie »Vater aller Lebensmittel« bedeutet, enthält zahlreiche der Nährstoffe, die wir brauchen, um unser Gehirn am Laufen zu halten.

Wissenschaftler haben herausgefunden, dass Alfalfa bei der Behandlung von Herzerkrankungen, Krebs und Schlaganfällen eingesetzt werden kann, also bei drei Erkrankungen, die zu den fünf häufigsten Todesursachen gehören. Die Blätter der Alfalfapflanze enthalten nicht nur medizinisch wirksame Stoffe, sondern sind auch reich an Mineralstoffen und anderen Nährstoffen, darunter Kalzium, Magnesium, Kalium und Betakarotin. Alfalfa wird in der Regel in Form von Sprossen gegessen und kann dazu beitragen, das »böse« Cholesterin zu senken. Alfalfablätter gelten als unbedenklich, sollten in medizinisch wirksamen Mengen jedoch nur mit Einverständnis eines Arztes verwendet werden. Falls dabei Nebenwirkungen auftreten, wie Magenverstimmungen oder Durchfall, setzen Sie sie sofort ab. Und falls Sie an einer Autoimmunerkrankung leiden, sollten Sie gänzlich auf Alfalfasamen verzichten.

LERNEN, LERNEN, LERNEN

Forschungen haben gezeigt: Je mehr wir dazulernen, desto wacher ist unser Geist und desto länger bewahren wir uns diese geistige Wachheit. Lernen Sie lieber auf solchen Gebieten etwas dazu, die Ihr Denken herausfordern, als auf solchen, die Ihnen schon vertraut sind. Die Volkshochschulen bieten Kurse zu einer großen Bandbreite von Themen an (viele davon finden abends statt, sodass auch Berufstätige teilnehmen können), und auch an vielen Universitäten können Sie sich als Gasthörer für ausgewählte Vorlesungen einschreiben. Suchen Sie sich ein Gebiet, das Sie interessiert und eine Herausforderung darstellt, das Sie zum Denken nötigt oder Gehirnzellen aktiviert, die seit Ewigkeiten im Dämmerschlaf liegen.

Wenn Sie ein Museum besuchen wollen, befassen Sie sich schon vorab mit dem Thema der Ausstellung. Wenn Sie beispielsweise ein Kunstmuseum besuchen wollen, frischen Sie Ihre Kenntnisse in Kunstgeschichte auf und informieren Sie sich über die Künstler, deren Werke gezeigt werden, und die Epochen, in denen sie gewirkt haben. Versuchen Sie ruhig, ein paar Fakten auswendig zu lernen, und steigern Sie durch dieses Wissen Ihren Kunstgenuss. Genauso können Sie vorgehen, wenn Sie den Sternenhimmel betrachten, ein klassisches Konzert besuchen oder in die Oper oder ins Theater gehen. Probieren Sie es auch aus, wenn Sie zu einem Fußballspiel oder zum Skilaufen gehen. Sie regen damit Ihr Gehirn an (und beeindrucken vielleicht auch Ihre Freunde.)

SCHAFFEN SIE ORDNUNG

Ein unaufgeräumter Schreibtisch ist ja angeblich der Ausdruck eines kreativen Geistes. Vielleicht verwenden auch Sie diese Ausrede, um Ihre Unordnung zu rechtfertigen. Unordnung tut unserem Gehirn jedoch nicht gut. Sie kann uns erdrücken und nervös machen. Wenn wir mitten im Chaos leben, ist unser Gehirn zu vielen Reizen ausgesetzt und überlegt fieberhaft, ob irgendwo in dem Durcheinander etwas Wichtiges verborgen liegt. Und weil es dabei immer die zweiundneunzig Dinge im Hintergrund im Blick hat, kann es sich nicht auf die Aufgabe konzentrieren, die vor ihm liegt. Unordnung ist ein Zeichen dafür, dass viel Arbeit zu erledigen ist, wodurch es schwierig wird, sich zu entspannen. Unordnung kann auch zu Stress führen, wenn man nämlich etwas verlegt und dann stundenlang danach suchen muss.

Mit Unordnung ist hier nicht das krankhafte Anhäufen von Dingen gemeint, wie man es von Messies kennt. Das ist etwas anderes und eine ernstzunehmende psychische Störung. Hier ist von der ganz alltäglichen Unordnung die Rede, die entsteht, wenn man ein geschäftiges Leben führt und sich nicht klarmacht, wie viel Stress diese Unordnung auslösen kann. Um das Chaos auf dem Schreibtisch – und im Kopf – zu beseitigen, können schon ein paar einfache Schritte helfen:

- Halten Sie die Türen geschlossen. Wenn Sie die Unordnung nicht sehen, stört sie auch Ihre Gedanken nicht. Verstauen Sie Ihre Sachen in Schränken, Schachteln und Schubladen.
- Gewöhnen Sie sich an, Gegenstände dorthin zurückzulegen, wo sie hingehören.
- Entrümpeln Sie gemeinsam mit einem Freund. Freunde sind weniger zimperlich im Umgang mit Ihren Sachen als Sie selbst.
- Nehmen Sie sich nicht zu viel auf einmal vor. Entrümpeln ist ein Prozess mit vielen kleinen Entscheidungen, und je mehr sie zu entscheiden haben, desto mehr verlieren Sie das Gespür für die richtige Entscheidung.

EINE ZUSÄTZLICHE AMINOSÄURE

Studien über die Wirkung von Phosphatidylserin, einer Aminosäure, die der Körper zum Bau von Zellmembranen benötigt, haben gezeigt, wie wichtig dieser Stoff für unsere geistige Gesundheit ist. Eine in der Zeitschrift *Clinical Interventions in Aging* veröffentlichte Studie konnte nachweisen, dass die tägliche Gabe von 300 mg Phosphatidylserin (das aus Sojabohnen gewonnen wird) die Fähigkeit zur Wiederkennung, das Erinnerungsvermögen, die Gehirnfunktionen und die geistige Beweglichkeit signifikant verbessert. Zu den wichtigsten positiven Wirkungen dieser Aminosäure gehören:

- Besseres Gedächtnis
- Erhöhte Konzentrationsfähigkeit
- Erhöhte Aufmerksamkeit
- Gesteigertes Lernvermögen
- Bessere Stimmung (vor allem bei Depressionen)
- Weniger Schäden durch körperliche Belastung und Stress
- Ausgewogener Kortisolspiegel

KRITZELN SIE

Auch wenn Sie keine künstlerische Ader besitzen, kann Herumkritzeln – als kreative Spielerei – anregend für Ihr Gehirn sein. Indem Sie etwas zeichnen, zwingen Sie Ihr Gehirn dazu, aufmerksam zu bleiben und sich ganz auf das zu konzentrieren, was Sie mit Ihrem Bleistift einfangen wollen. Herumkritzeln wurde lange Zeit als etwas abgetan, das wir geistesabwesend nebenher machen, während wir mit etwas anderem beschäftigt sind. Weniger bekannt ist jedoch, dass es eine positive Wirkung auf das Gehirn hat. Einer Studie zufolge, die in der Zeitschrift *Applied Cognitive Psychology* veröffentlicht wurde, trägt es dazu bei, dass wir Informationen besser behalten, vor allem, wenn diese unangenehm sind. Herumkritzeln steigert also die Konzentration. Wenn wir nichts dergleichen tun, schweift unser Geist leicht ab und ist nicht mehr auf das fokussiert, was wir neu aufnehmen. Nach Ansicht eines Forschers sind die dabei entstehenden Zeichnungen eine Bildsprache, die uns Zugang zu Ideen und Gedanken verschaffen kann, auf die wir sonst nicht kämen. Also kann dieses gedankenverlorene Tun durchaus starke kreative Impulse geben.

KOMPLEXE KOHLENHYDRATE

Kohlenhydrate sind die Hauptenergiequelle für unseren Körper, vor allem für das Gehirn und das Nervensystem. Tagsüber verbraucht das Gehirn eine beträchtliche Menge an Kohlenhydraten. Wenn Sie nicht ausreichend komplexe Kohlenhydrate zu sich nehmen, kann es sein, dass Ihnen schwindlig wird und Sie sich nur noch schwer konzentrieren können. Kohlenhydrate sind, mit Ausnahme von Fleisch, in fast allen Lebensmitteln enthalten. Man unterscheidet zwischen einfachen Kohlenhydraten (Zucker) und komplexen Kohlenhydraten (Stärke). Zucker stellen die einfachste Form der Kohlenhydrate dar. Zu ihnen gehört etwa Fruktose, die im Obst enthalten ist. Komplexe Kohlenhydrate sind im Grunde nichts anderes als eine Kette von Einfachzuckern. Man findet sie beispielsweise in Getreide, Nudeln, Reis, Gemüse, Brot, Hülsenfrüchten, Nüssen und Samen.

Unser Körper verwandelt alle Sorten von Kohlenhydraten in Glukose, die als Energielieferant für den gesamten Körper einschließlich des Gehirns dient. Die Glukose, die sich im Blut befindet, wird auch als Blutzucker bezeichnet. Über das Blut gelangt sie in die Körperzellen, wo sie in Energie umgewandelt wird. Einfache Kohlenhydrate bzw. Einfachzucker stellen schon die einfachste Form dar und gelangen daher direkt ins Blut. Komplexe Kohlenhydrate dagegen müssen zuerst durch Verdauungsenzyme in Glukose umgewandelt werden. Ein Teil dieser Glukose wird sofort in Energie umgewandelt, ein anderer Teil wird in Form von Glykogen in der Leber und in den Muskeln gespeichert. Indem Sie komplexe Kohlenhydrate zu sich nehmen, sorgen Sie dafür, dass Ihr Körper und Ihr Gehirn volle Leistung bringen können, ohne dass dabei Ihr Blutzuckerspiegel zu sehr ansteigt.

Ein gesunder Erwachsener sollte etwa fünfzig Prozent des täglichen Bedarfs an Kalorien durch Kohlenhydrate decken. Ihr Teller sollte also mindestens zur Hälfte mit Nahrungsmitteln gefüllt sein, die reich an Kohlenhydraten sind, wie etwa Getreide, Gemüse oder Bohnen. Sehen Sie zu, dass Sie größere Mengen an komplexen Kohlenhydraten zu sich nehmen und dafür weniger Proteine und Fette.

SÜSSKARTOFFELN

Süßkartoffeln sind nicht nur ganz allgemein gut für die Gesundheit, sondern auch speziell für das optimale Funktionieren des Gehirns. Wer regelmäßig Süßkartoffeln isst, verbessert die Leistung seines Gedächtnisses und reduziert auf lange Sicht das Risiko, an Alzheimer zu erkranken. 100 g liefern ca. 100 Kalorien und dazu eine Menge gesundheitsfördernder Nährstoffe. Das orangefarbene Fruchtfleisch der Süßkartoffel enthält Karotinoide, die den Blutzuckerspiegel stabilisieren und so den Stoffwechsel unterstützen. Wenn man Süßkartoffeln mit der Schale isst, kommt man schnell auf die empfohlene Tagesdosis an Betakarotin. Gekochte Süßkartoffeln enthalten zwanzig Mal mehr Betakarotin (das in Vitamin A umgewandelt wird) als Brokkoli. Außerdem sind sie reich an Vitamin E, Vitamin B_6, Kalium und Eisen, und noch dazu frei von Fetten. Und sie enthalten so viele Ballaststoffe wie Haferflocken.

SCHÄRFEN SIE IHREN ORIENTIERUNGSSINN

Einer kürzlich durchgeführten Studie zufolge sind bei Londoner Taxifahrern, die sich ja in einem Geflecht von Tausenden von Straßen auskennen und Touristen zu Tausenden von Zielen bringen müssen, die Gehirnregionen, die für das räumliche Erinnerungsvermögen zuständig sind, anders strukturiert als bei Fahrern von Linienbussen. Die Busfahrer folgen einer festen Route, während die Taxifahrer sich bei der Streckenplanung auf ihr Gehirn und ihr Gedächtnis verlassen (ohne Navi!).

Doch auch wenn Sie kein Londoner Taxifahrer sind, können Sie Ihren räumlichen Orientierungssinn verbessern. Sie können ihn schärfen, indem Sie in einer fremden Stadt das Navi ausschalten und sich mithilfe eines Stadtplans fortbewegen. Dadurch bauen Sie auch Ihre Fähigkeit zur Problemlösung und zur Entscheidungsfindung aus. Wenn Sie nicht auf Reisen gehen, probieren Sie einfach in der gewohnten Umgebung neue Wege aus. Damit erzielen Sie vergleichbare Effekte.

MEIDEN SIE FORMALDEHYD

Formaldehyd wird bei der Herstellung zahlreicher Produkte eingesetzt, die wir im Haushalt verwenden, etwa bei Sperrholz, Pressspan, Wandverkleidungen, Arbeitsplatten, Bodenbelägen und Auslegeware. Der Einsatz ist zwar in mancherlei Hinsicht sinnvoll, kann jedoch in zu großen Mengen schwerwiegende Schäden im Gehirn anrichten. Einer Studie zufolge, die im *International Journal of Anatomy and Physiology* veröffentlicht wurde, reichen die Folgen einer Formaldehydvergiftung von Kopfschmerzen bis zu Gehirntumoren.

Formaldehydbelastete Einrichtung gibt den Stoff meist in Form von Dämpfen ab, was zu chronischen Atemwegsproblemen führen kann. Millionen von Menschen sind davon betroffen. Wenn Sie eine neue Wohnung oder ein neues Haus beziehen, kann die Belastung vergleichsweise hoch sein, weil die verbauten Elemente neu sind und daher noch große Mengen an Formaldehyd abgeben. Wenn Sie an Atembeschwerden unklarer Ursache, an Kopfschmerzen oder anderen Symptomen leiden, die Sie sich nicht erklären können, ist das möglicherweise auf eine erhöhte Belastung mit Formaldehyd zurückzuführen. Um die Belastung zu verringern, lüften Sie alles, was große Mengen an Formaldehyd enthalten kann, wie etwa neue Möbel und Teppichböden, gut aus, bevor Sie damit Ihre Wohnung einrichten.

SETZEN SIE AUF VOLLKORN

Abgesehen davon, dass komplexe Kohlenhydrate besser sind als Einfach-zucker, tun Sie sich auch einen großen Gefallen, wenn zumindest ein Teil dieser komplexen Kohlenhydrate aus Vollkornprodukten stammt. Voll-kornprodukte verarbeitet der Körper langsamer als Produkte aus raffi-niertem Mehl, was zu einer konstanten Versorgung der Zellen mit Glu-kose führt und so zum reibungslosen Funktionieren des Gehirns beiträgt.

Vollkornprodukte enthalten Vitamin E und B-Vitamine wie Folsäure, aber auch Mineralstoffe wie Magnesium, Eisen und Zink. Vollkorn ist (wie auch Vollkornmehl) reich an Ballaststoffen und anderen wichtigen Nähr-stoffen. Wenn Sie ausreichend Vollkornbrot, Vollkornmüsli und andere Vollkornprodukte zu sich nehmen, können Sie damit Ihren Tagesbedarf an Ballaststoffen zur Hälfte decken. Vermeiden sollten Sie dagegen Brot aus raffiniertem Mehl und weißen Reis. Als »Vollkorn« wird jedes Getreide bezeichnet, das noch alle essbaren Bestandteile enthält. Das kann Weizen sein, Mais, Hafer oder Reis. Raffiniertes Getreide dagegen hat beim Mahl-vorgang etliche seiner Bestandteile verloren. Durch diese Verarbeitung werden ihm zahlreiche essenzielle Nährstoffe entzogen. Manche davon werden anschließend wieder hinzugefügt, oder das Endprodukt wird auf andere Weise angereichert, wobei ihm jedoch nicht alle Nährstoffe zu-rückgegeben werden, die ihm zuvor entzogen wurden. Wenn Sie mehr Vollkornprodukte als Produkte aus raffiniertem Mehl essen wollen, halten Sie in den Auflistungen der Inhaltsstoffe Ausschau nach Bezeichnungen wie »Vollkorn«, »Weizenvollkorn«, »Roggen«, »Bulgur«, »Vollkornreis«, »Haferflocken«, »Vollkornhafer«, »Graupen« und »Vollkornmais«.

ENTSPANNEN SIE SICH

Ende der 1960er-Jahre entdeckte der in Harvard lehrende Kardiologe Dr. Herbert Benson, dass Entspannungstechniken die psychischen und physiologischen Veränderungen ausgleichen können, die durch Stressreaktionen entstehen. Er sprach in diesem Zusammenhang von »Entspannungsreaktionen«. Bei Tests stellte er fest, dass sich der körperliche Zustand seiner Probanden in signifikanter Weise veränderte, wenn diese zehn oder fünfzehn Minuten lang ruhig dasaßen und ihre Aufmerksamkeit ausschließlich auf ein Wort oder einen Gedanken richteten. Die Stoffwechseltätigkeit nahm ab, der Puls und die Atemfrequenz gingen zurück und die Hirnströme nahmen die Form des Alpha-Theta-Musters an, was ein Anzeichen von Tiefenentspannung (nicht jedoch von Schlaf) ist. Benson konnte nachweisen, dass die Entspannungsreaktion – unabhängig davon, wie sie entsteht – Veränderungen im Körper zur Folge hat. Pulsschlag, Atemfrequenz, Muskeltonus und Sauerstoffverbrauch sinken dabei unter das Niveau des Ruhezustandes. Auch der Blutdruck sinkt, und trotz des Wachzustandes verfällt das Gehirn in eine langsamere Gangart, wie sie sich normalerweise bei Tagträumen einstellt. Ein solcher leicht veränderter Bewusstseinszustand ist ebenso regenerierend wie Schlaf. Sie können ihn erreichen, indem Sie sich ganz auf etwas konzentrieren und dabei entspannen.

NUTZEN SIE DIE HEILKRÄFTE DER NATUR

Zahlreiche Ärzte nutzen neben den Methoden der Schulmedizin auch Verfahren der Naturheilkunde. Sie setzen bei der Behandlung gesundheitlicher Probleme auf natürliche Wirkstoffe und Verfahren statt auf invasive Methoden oder Medikamente. Dabei haben sie einen ganzheitlichen Blick auf den menschlichen Körper und berücksichtigen auch die Zusammenhänge von geistiger und körperlicher Gesundheit. Ärzte können hierfür eine Qualifikation erlangen, indem sie nach der abgeschlossenen Facharztausbildung eine entsprechende Weiterbildung absolvieren. Sie tragen dann die Zusatzbezeichnung »Naturheilverfahren«. Erkundigen Sie sich nach den Honorarsätzen und fragen Sie bei Ihrer Krankenversicherung, ob diese die Kosten für Naturheilverfahren übernimmt.

ACHT SEKUNDEN KONZENTRATION

Sie kennen das: Tag für Tag bricht eine wahre Flut an Informationen über uns herein, und es ist erstaunlich, dass wir davon überhaupt etwas im Gedächtnis behalten. Es gibt jedoch einen einfachen Trick, mit dem Sie eine Information vom Kurzzeitgedächtnis ins Langzeitgedächtnis verschieben können: Denken Sie mindestens acht Sekunden lang daran. Wir können uns nicht an alles erinnern, was nur kurz in unseren Gedanken aufblitzt. Wenn wir eine Information nicht im Langzeitspeicher ablegen, werden wir sie nicht mehr abrufen können. Die Forschung hat festgestellt, dass es mindestens acht Sekunden dauert, bis etwas Neues im Langzeitgedächtnis verankert ist, von wo wir es dann wieder hervorholen können. Konzentrieren Sie sich also eine Weile auf eine neue Information, wiederholen Sie sie ein paar Mal und testen Sie sich dann selbst.

FARBENFROHE ERNÄHRUNG

Zu einer gesunden Ernährung, die auch das Gehirn fit hält, gehören ausreichend Obst und Gemüse. In den unterschiedlichsten Sorten finden sich die unterschiedlichsten essenziellen Nährstoffe wie etwa Vitamine, Mineralstoffe und Ballaststoffe, aber auch zahlreiche andere Mikronährstoffe. Je größer die Bandbreite der Lebensmittel, die wir essen, desto größer auch die Bandbreite an essenziellen Nährstoffen, die wir zu uns nehmen. Bemühen Sie sich daher um möglichst viel Abwechslung. Achten Sie zum Beispiel darauf, dass die Bestandteile eines Gerichts sich farblich voneinander abheben. Wenn alles auf Ihrem Teller weiß oder hell ist – Kartoffeln, Reis, Hühnchen –, ist das schon mal ganz schlecht. Oder kaufen Sie im Supermarkt oder auf dem Wochenmarkt jede Woche eine Obst- oder Gemüsesorte, die Sie noch nie verwendet haben, und bereiten sie auf verschiedene Arten zu. Setzen Sie nicht immer nur auf Ihre persönlichen fünf oder sechs Klassiker.

Ob Sie Obst und Gemüse nun frisch kaufen oder tiefgefroren, getrocknet oder in Form von Saft – Ihrem Gehirn tun Sie damit in jedem Fall etwas Gutes. Säfte enthalten jedoch weniger Ballaststoffe, weshalb Sie am besten zu frischem Obst und Gemüse greifen. Pro Tag sollten Sie mindestens zwei Portionen Obst (ca. 250 g) und drei Portionen Gemüse (ca. 400 g) essen.

LERNEN SIE EINE SPRACHE

Mehrsprachigkeit ist ein Segen für das Gehirn. Das Erlernen einer Fremdsprache stellt eine Herausforderung für den Geist dar, weil wir uns dabei sorgfältig neues Wissen aneignen müssen und unser Gedächtnis seine volle Leistung bringen muss. Das Gehirn wird ordentlich trainiert, wenn wir uns mit unregelmäßigen Verben herumschlagen, über grammatischen Strukturen brüten, uns vornehmen, die Fremdsprache bei jeder Gelegenheit zu sprechen, und auch dann am Ball bleiben, wenn es zwecklos erscheint. Sobald Sie das Gefühl haben, dass Ihr Gehirn beansprucht wird, ist das schon ein Fortschritt. Und wenn Sie die neue Sprache dann einigermaßen beherrschen, belohnen Sie sich mit einer Reise in ein Land, in dem sie gesprochen wird. Dort können Sie nicht nur Sprachpraxis sammeln, sondern auch die Kultur des Landes kennenlernen. Ihr Gehirn wird es Ihnen danken.

RAUS AUS DER KOMFORTZONE

Wenn Sie Ihrem Gehirn Anregungen verschaffen und es auf Trab bringen wollen, sollten Sie sich regelmäßig raus aus der Komfortzone bewegen. Das kann bedeuten, dass Sie neue Fertigkeiten erlernen, sich neues Wissen aneignen oder neuen Menschen begegnen, und sich durch all das unvergessliche Erinnerungen verschaffen. Probieren Sie beispielsweise Folgendes aus:

- Reisen Sie in ein Land, in dem Sie noch nie waren.
- Gehen Sie zu einer Veranstaltung einer Organisation, über die Sie kaum etwas wissen.
- Suchen Sie das Gespräch mit Ihren Nachbarn.
- Nutzen Sie Online-Partnerbörsen.
- Essen Sie etwas, das Sie noch nie gegessen haben.

All diese Unternehmungen – Ihnen fällt bestimmt noch mehr ein – bieten Anregungen für das Gehirn und halten es in Schwung.

SEIEN SIE ACHTSAM

Wer Yoga macht, meditiert oder dem Buddhismus anhängt, der weiß, dass Achtsamkeit zu einem glücklicheren und stressärmeren Leben beiträgt. Achtsamkeit wird oft im Rahmen der Meditation geübt, indem man die Aufmerksamkeit etwa auf den Atem oder die Gedanken richtet. Wir können den Geist durch Achtsamkeitsübungen dahingehend trainieren, dass wir negative Muster und Gedankengänge durchbrechen und aus dem Teufelskreis von Misserfolg und mangelndem Selbstwertgefühl herauskommen. Außerdem können wir lernen, chronische Schmerzen nicht mehr nur als äußerst unangenehme Erfahrung zu erleben. Das Gehirn ist ein komplexes und erstaunliches Organ, und Achtsamkeit kann uns lehren, die Kraft des Geistes zu nutzen und Körper und Geist zu einer Einheit zusammenzuführen. Entscheidend dabei ist, die Zeit nicht mit wehmütiger Erinnerung an die Vergangenheit oder Sorgen um die Zukunft zu vergeuden. Richten Sie vielmehr die Aufmerksamkeit ausschließlich auf das, was Sie im gegenwärtigen Augenblick tun.

LASSEN SIE MUSIK IN IHR LEBEN

Forschungsergebnisse legen nahe, dass das menschliche Gehirn die ideale Beschaffenheit für den Genuss von Musik aufweist. Manche Forscher behaupten sogar, dass Musikhören bei der Behandlung neurodegenerativer Erkrankungen wie Parkinson hilft. Laut Elena Mannes, der Autorin des Buches *The Power of Music*, stimuliert das Hören von Musik mehr Hirnregionen als jede andere Tätigkeit. Daher ist ihrer Ansicht nach eine Musiktherapie außerordentlich wichtig für alle Menschen, die Teile ihrer Gehirnfunktionen verloren haben.

Untersuchungen haben gezeigt, dass die Lustzentren im Gehirn, die durch Essen und Sex stimuliert werden, auch beim Hören von Musik aktiv sind. Musik, die uns einen Schauer über den Rücken jagt, wirkt sich unmittelbar auf die Stimmung aus. Durch den Einsatz von Musik, die besonders starke angenehme Gefühle in Ihnen auslöst, können Sie eine Menge positiver Effekte erzielen: Ihre Stimmung steigt, Sie sind zufriedener, entspannter, energiegeladener und voller Tatendrang.

Welche Musik Sie hören, hängt ganz von Ihrem Geschmack ab. Ob Sie es nun mit Beethoven oder den Beatles halten, mit Hip Hop oder mit Schlagern – machen Sie es sich gemütlich und schmeißen Sie Musik an. Ihr Gehirn wird es Ihnen danken.

BETAKAROTIN

Betakarotin, ein fettlösliches Antioxidans, verleiht Karotten und Süßkartoffeln ihren Orangeton. Der menschliche Körper verwandelt es in Vitamin A. Außer in Karotten und Süßkartoffeln findet sich Betakarotin in Leber, Milch, Butter, Spinat, Kürbis, Brokkoli und Yamswurzel, in Tomaten, Zuckermelonen, Pfirsichen und Getreide. All diese Lebensmittel sind gut fürs Gehirn, denn Betakarotin beugt dem Abbau kognitiver Fähigkeiten vor. Im Rahmen einer Langzeitstudie zeigten Probanden, die Betakarotin zu sich nahmen, eine signifikante Verbesserung der Gedächtnisleistung und des Wiedererkennungsvermögens sowie der sprachlichen Fähigkeiten (im Gegensatz zu Probanden, die ein Placebo verabreicht bekamen). Wenn Sie regelmäßig Lebensmittel essen, die reich an Betakarotin sind, tun Sie damit auch etwas für Ihren allgemeinen Gesundheitszustand.

MAGNESIUM

Der Mineralstoff Magnesium ist für ein reibungsloses Funktionieren des Gehirns unverzichtbar. Er regt den Stoffwechsel in den Nervenzellen an und steigert die Effektivität bestimmter Antioxidantien. Unter Umständen trägt er auch zur Vorbeugung von Alzheimer bei. Studien haben gezeigt, dass bei den meisten Alzheimerpatienten ein Magnesiummangel im Gehirn herrscht, gleichzeitig jedoch ein Übermaß an Kalzium. In einem gesunden Gehirn besteht dagegen ein relativ ausgewogenes Verhältnis dieser beiden Mineralstoffe. Die Einnahme von Magnesium senkt möglicherweise auch das Schlaganfallrisiko.

Magnesium ist in zahlreichen Lebensmitteln enthalten, unter anderem in Hülsenfrüchten, Mandeln, Avocados, gerösteten Weizenkeimen, Weizenkleie, Fisch, Meeresfrüchten, Obst, Obstsaft, Kürbiskernen und Vollkorn, aber auch in grünem Gemüse, vor allem in gekochtem Spinat.

Mögliche Ursachen von Magnesiummangel sind eine erhöhte Harnausscheidung (verursacht etwa durch entwässernde Medikamente) oder ein schlecht eingestellter Diabetes, aber auch übermäßiger Alkoholkonsum. Auch Migräneanfälle können auf Magnesiummangel zurückzuführen sein. Bei Migränepatienten, die im Rahmen einer Studie zwölf Wochen lang täglich 600 mg Magnesium nahmen, sank die Häufigkeit der Anfälle von drei auf zwei pro Monat. Bei Patienten, die Placebos einnahmen, blieb die Frequenz gleich.

Zu viel Magnesium richtet keinen Schaden an, es sei denn, es wird nicht korrekt ausgeschieden, was etwa an einer Nierenerkrankung liegen kann. Erwachsene benötigen etwa 350 mg Magnesium pro Tag, die zum großen Teil über die Nahrung abgedeckt werden können.

SPIELEN SIE VIDEOSPIELE

Ob mit Wii, Xbox, Switch oder PlayStation – Videospiele verbessern die Fähigkeiten des Gehirns, verfeinern die Auge-Hand-Koordination und schärfen das räumliche Vorstellungsvermögen (die Fähigkeit, sich die Bewegungen und Rotationen zwei- und dreidimensionaler Objekte vorzustellen). Als belgische Forscher die Gehirne von 150 Jugendlichen untersuchten, stellten sie fest, dass jene Probanden, die regelmäßig Videospiele spielten, im linken ventralen Striatum mehr Gehirnzellen hatten als andere. In dieser Region des Gehirns sind Emotionen und Verhaltenssteuerung angesiedelt. Andere Studien haben gezeigt, dass bei Spielern von Action-Videospielen Wahrnehmung, Aufmerksamkeit und kognitive Fähigkeiten stärker ausgeprägt sind als bei Nichtspielern. Also starten Sie *Call of Duty* und legen Sie los!

FABELHAFTES PHOSPHOR

Phosphor ist ein wichtiger Bestandteil der menschlichen Knochen. Es ist der zweithäufigste Mineralstoff in unserem Körper und nach Kalzium das zweitwichtigste Element für gesunde Knochen. Es verleiht nicht nur Knochen und Zähnen ihre Festigkeit, sondern ist auch unabdingbar für einen ausgewogenen Hormonhaushalt, für Verdauung und Ausscheidung, für die Synthese von Proteinen, für das Körperwachstum und die Regeneration der Zellen. Phosphor ist essenziell für Wachstum, Erhalt und Regeneration sämtlicher Körpergewebe und damit auch des Gehirns. Außerdem aktiviert es die B-Vitamine und ist ein Bestandteil jener Moleküle, mittels derer der Körper Energie speichert. Von Phosphormangel sind nur sehr wenige Menschen betroffen, jedoch kann die dauerhafte und übermäßige Einnahme von Säureblockern, die Aluminiumhydroxid enthalten, die Resorption von Phosphor beeinträchtigen. Phosphor ist in Nüssen und Samen enthalten, in Fleisch, Eiern, Fisch, Vollkorn, Weizen und Kartoffeln. Erwachsene sollten pro Tag 1000 mg Phosphor zu sich nehmen.

LESEN SIE, WAS DRIN IST

Für viele Vitamine und Mineralstoffe gibt es eine sogenannte RDA (*recommended daily allowance* = empfohlene Tagesdosis), also die Menge, die als ausreichend angesehen wird, um den Tagesbedarf nahezu jedes gesunden Menschen zu decken. Diese Werte basieren auf wissenschaftlichen Erkenntnissen und werden von EU-Behörden festgelegt. Wenn Sie beispielsweise überprüfen wollen, ob Sie genug von den Vitaminen zu sich nehmen, die die Leistung Ihres Gehirns steigern – wie etwa Vitamin C –, lesen Sie auf den Lebensmittelpackungen, die Sie kaufen, die Angaben zu den Inhaltsstoffen. Sie werden überrascht sein, in welch hohem – oder auch geringem – Maße bestimmte Lebensmittel Vitamine enthalten, die Ihnen Power fürs Gehirn liefern.

LASSEN SIE SICH VOM HAFER STECHEN

Studien zufolge können Nahrungsmittel, die reich an löslichen Ballaststoffen sind, zur Senkung des (»bösen«) LDL-Cholesterins beitragen, ohne Einfluss auf das (»gute«) HDL-Cholesterin zu nehmen. Eines dieser Nahrungsmittel ist Hafermehl. Darüber hinaus ist es ein wichtiger Lieferant von Glukose, dem Stoff, der unser Gehirn antreibt. Forscher von der University of South Australia haben kürzlich herausgefunden, dass Hafer dem Abbau kognitiver Fähigkeiten entgegenwirkt. Allein das ist schon ein sehr guter Grund, mehr Hafermehl zu essen. Haferkleie, die als Rückstand bei der Verarbeitung des vollen Korns entsteht, hat ähnliche positive Wirkungen wie Hafermehl. Haferkleie finden Sie, so wie auch Hafermehl, im Supermarkt beim Müsli und den Frühstücksflocken, aber auch im Reformhaus. Sie können sie ins Müsli oder in den Joghurt mischen, oder Sie streuen sie als Topping über selbst gemachten Obstkuchen oder über einen Eintopf. Vor dem Backen lassen sich damit auch Hühnchen, fettarmes Fleisch oder Fisch panieren. Oder Sie verwenden Haferkleie statt der Semmelbrösel in Hackbraten oder Frikadellen.

Ob Sie Hafergrütze verwenden (diese ist am gröbsten und am wenigsten verarbeitet), Haferflocken oder Instant-Haferflocken, alle drei Varianten helfen, den Cholesterinspiegel zu senken. Wenn Sie die empfohlene Tagesdosis für lösliche Ballaststoffe (3 g) in Form von Hafer zu sich nehmen wollen, müssen Sie etwa 60 g Haferkleie oder 90 g Hafermehl essen.

LASSEN SIE'S RAUS

Oftmals lösen seelische Empfindungen unwillkürliche körperliche Reaktionen aus. Wir erröten, lachen laut auf, unser Herz fängt an zu rasen, wir brechen in Tränen aus – all das sind Beispiele für den körperlichen Ausdruck einer inneren Regung. Manche Gefühle vergehen rasch, andere halten lange an – Tage oder sogar Jahre. Manche empfinden wir als angenehm, andere als unangenehm. Wenn wir unerwünschte Emotionen unterdrücken (wie etwa Wut, Schuldgefühle oder Selbsthass), kann die Seele Schaden nehmen. Immer den Deckel auf unserem Seelenleben zu halten, stellt eine gewaltige Belastung dar. Wenn Sie daher Ihre Gefühle zulassen und sich mit ihnen auseinandersetzen, schaffen Sie Platz in Ihrem Gehirn und können sich dann wieder Dingen widmen, die Ihnen guttun.

MEERESALGEN

Meeresalgen enthalten mehr Vitamine und Mineralstoffe als alle anderen bekannten Arten von Lebensmitteln. Außerdem sind sie ein wichtiger Jodlieferant. Jodmangel kann unter anderem zu Benommenheit, Gedächtnisverlust und Depressionen führen. Meeresalgen sind in vielerlei Hinsicht eine Bereicherung des Speiseplans:

- Sie enthalten bis zu 48 Prozent Proteine.
- Sie sind reich an löslichen und nicht löslichen Ballaststoffen.
- Sie enthalten große Mengen Vitamin A (in Form von Betakarotin), aber auch B-Vitamine sowie die Vitamine C und E.
- Sie besitzen einen hohen Anteil an Kalium, Kalzium, Natrium, Eisen und Chlorid.
- Sie enthalten die 56 Mineralstoffe und Spurenelemente, die der menschliche Körper braucht, um alle seine Funktionen aufrechtzuerhalten.

Getrocknete Meeresalgen sind in Asia-Läden, Biosupermärkten und online erhältlich, frische naturgemäß eher in Küstennähe. Die gängigsten Arten sind Dulse und Nori. Die Sorten Arame und Wakame sind milder im Geschmack und daher gut geeignet, um Algen einmal auszuprobieren.

EINFACH MAL ABHAUEN

Kaum etwas ist so anregend wie die Erfahrungen, die uns Reisen in fremde Länder bescheren. Wir gewinnen neue Eindrücke, machen kulinarische Entdeckungen und hören eine fremde Sprache. Reisen regt die Hirnregionen an, in denen die Kreativität angesiedelt ist, und sorgt für ein wahres Feuerwerk in den Nervenzellen. Manchmal ist unsere gewohnte Umgebung der größte Stress. Wenn wir ihr für eine Weile entfliehen, können wir entspannen und zu einer neuen Sicht auf die Dinge gelangen.

Einer Studie zufolge, die im *Journal of Personality and Social Psychology* veröffentlicht wurde, sind Studenten, die im Ausland studieren, offener für neue Erfahrungen. Dazu müssen Sie zwar nicht bis ans Ende der Welt reisen, sollten sich jedoch auf eine Kultur einlassen, die sich von Ihrer eigenen unterscheidet und die für Sie neu ist und Interessantes zu bieten hat. Sie werden es nicht bereuen! Wenn das Geld knapp ist, suchen Sie nach Möglichkeiten, Ihre Reise günstig zu gestalten, etwa durch ehrenamtliches Engagement beim Bau eines Hauses oder indem Sie Unterricht geben. Am wichtigsten ist jedoch, dass Sie Ihre Probleme nicht mitnehmen. Lassen Sie die Arbeit im Büro, und denken Sie möglichst nicht mehr an Ihre Sorgen, sobald die Haustür hinter Ihnen ins Schloss gefallen ist. Gönnen Sie Ihrem Gehirn, Ihrem Körper und Ihrer Seele eine Auszeit.

KOMMEN SIE ZUM HÖHEPUNKT

Sex fühlt sich nicht nur gut an, er tut auch gut. Regelmäßige sexuelle Aktivität ist gut für das Gehirn, die Stimmung und das Erinnerungsvermögen, und sie kann auch zur Schmerzlinderung beitragen. Wer dreimal pro Woche Sex hat, senkt sein individuelles Schlaganfallrisiko um fünfzig Prozent. Und wer regelmäßig Sex hat, lebt auch länger. Das ist nicht nur Theorie, sondern eine erwiesene Tatsache. Eine Langzeitstudie der Duke University über das Altern stellte fest, dass Menschen umso länger leben, je häufiger sie Geschlechtsverkehr haben und je mehr Freude sie daran haben.

Sex ist eine großartige Sache, und ein Orgasmus ist buchstäblich die Krönung. Bei einem Orgasmus strömt Blut in den rechten präfrontalen Kortex des Gehirns, wodurch dieses einzigartige Gefühl von Befreiung und Befriedigung entsteht. Außerdem löst er in den Hirnregionen, in denen unsere tiefsten Emotionen verankert sind, ein Gefühl der Beruhigung aus. Wer regelmäßig einen Orgasmus hat, leidet weniger häufig an Depressionen. Nach Ansicht des Sexualforschers Werner Habermehl werden wir umso klüger, je mehr Sex wir haben. Verantwortlich dafür sind die Ausschüttung von Adrenalin und Kortisol während des Geschlechtsakts sowie der Anstieg von Serotonin und Endorphinen, der auf einen Orgasmus folgt. Und schließlich steigert, wer regelmäßig einen Orgasmus hat, sein Selbstwertgefühl.

STÄRKEN SIE SICH MIT TRAUBENSAFT

Wollen Sie Ihren Nervenzellen einen Energieschub verpassen? Oder nicht mehr stundenlang grübeln müssen, wo Sie die Autoschlüssel hingelegt haben? Dann trinken Sie Traubensaft. In einer Studie der University of Leeds wurden Probandinnen getestet, die als »sehr gestresst« eingestuft wurden: berufstätige Frauen zwischen vierzig und fünfzig mit Kindern in der Pubertät. Tranken sie rund 400 ml Traubensaft, wurde eine unmittelbare Leistungssteigerung des Gehirns gemessen. Manche der positiven Effekte hielten sogar noch für eine Weile an, als die Testpersonen keinen Saft mehr tranken. Eine frühere Studie hatte bereits nachgewiesen, dass sich bei älteren Menschen mit nachlassenden kognitiven Fähigkeiten die Gedächtnisleistung verbesserte, nachdem sie größere Mengen Traubensaft getrunken hatten. Es gibt auch Anzeichen dafür, dass Traubensaft den Blutzuckerspiegel senkt und so Diabetes vorbeugt, der oft mit Demenzerkrankungen einhergeht (allerdings tappt die Forschung noch im Dunkeln bei der Frage, wie genau Diabetes und Demenz zusammenhängen). Die Polyphenole im Traubensaft wirken antioxidierend und helfen so dem Gehirn, die lästigen freien Radikale loszuwerden.

TUN SIE SICH GUTES MIT GINSENG

Ginseng ist weltweit eines der bekanntesten pflanzlichen Heilmittel und soll die Gedächtnisleistung und das Lernvermögen verbessern. Im Rahmen einer Studie wurde festgestellt, dass sich die Einnahme von Ginsengprodukten positiv auf Reaktionszeit und Aufmerksamkeit auswirkt sowie auf die Fähigkeit, in unterschiedlichen Situationen angemessen zu reagieren. Eine Studie, die 2017 veröffentlicht wurde, konnte zeigen, dass Ginseng stressbedingten Depressionen und Angstzuständen vorbeugt, weil er sich darauf auswirkt, wie der Hormonhaushalt des Gehirns auf Stress reagiert. Von den in Ginseng enthaltenen Wirkstoffen, den Ginsenosiden, weiß man, dass sie das Nervenwachstum fördern und die Signalübertragung zwischen den Nervenzellen unterstützen. Dies wiederum schützt das Gehirn in unvermittelt auftretenden Stresssituationen. Es gibt verschiedene Arten Ginseng, doch die Forschung konzentriert sich vor allem auf den koreanischen roten Ginseng. Die Normaldosis liegt bei 200 mg pro Tag, und Ginsengextrakt enthält für gewöhnlich vier bis sieben Prozent Ginsenoside. Lesen Sie vor der Einnahme die Hinweise auf der Packung.

LASSEN SIE SICH MASSIEREN

Eine gute Massage ist ein wohliger Genuss, kommt aber auch unserem Gehirn zugute. Studien belegen, dass Menschen nach einer Massage geistig wacher sind und Probleme schneller lösen, teilweise fast doppelt so schnell. Eine Massage dient auch der Entspannung und sorgt für erholsamen Schlaf, was unabdingbar ist, um das Gehirn fit zu halten. Eine jüngst veröffentlichte Metaanalyse hat ergeben, dass eine Massagetherapie Depressionen abwenden kann, und etliche andere Studien bekräftigen die Theorie, dass eine Massage Angstzustände reduziert. Dass Massieren die Stimmung hebt, ist ausreichend bekannt. Es sorgt im Gehirn für die Ausschüttung von Dopamin und Oxytocin, zwei der Glückshormone, die der Körper produziert, um Stimmungsschwankungen zu vermeiden. Gleichzeitig dämpft eine Massage die Produktion des Stresshormons Kortisol. Einige Forschungen zeigen, dass die Hirnregionen, in denen das Wohlbefinden angesiedelt ist, während einer Massage besonders aktiv sind.

Eine kurze Massage schärft in jedem Fall die Aufmerksamkeit. Wenn Sie also in Höchstform sein müssen, ist eine fünfzehnminütige Rückenmassage genau das Richtige. Eine längere, sanftere Massage eignet sich dagegen eher, um zu entspannen und in den Schlaf zu finden. Nach etwa einer Viertelstunde fangen die Glückshormone an, sich im Gehirn auszubreiten. Bereits eine einmalige Massage hat positive Auswirkungen, aber auch hier gilt: Je mehr, desto besser. Je öfter Sie sich durchkneten lassen, desto stärker ist der Effekt. Das gilt vor allem für die stimmungsaufhellende Wirkung. Bei Laune zu bleiben, ist leichter, wenn Sie sich regelmäßig eine Massage gönnen.

SPIELEN SIE SCHACH

Wenn Sie Schach spielen, können Sie dadurch Ihren IQ erhöhen. Verschiedene Studien haben im Laufe der Jahre ergeben, dass bei jungen Menschen, die Schach spielen, die Intelligenz messbar ansteigt und sich auch die sprachlichen und mathematischen Fähigkeiten verbessern. Diese positiven Auswirkungen stellen sich ein, wenn man über mehrere Monate hinweg einige Stunden pro Woche Schach spielt. Forscher vermuten, dass die hohe Konzentration, die für Schach erforderlich ist, eine anregende Wirkung auf das Gehirn hat. Die Steigerung des IQ ist am stärksten bei Kindern und Jugendlichen ausgeprägt, aber auch ältere Spieler profitieren vom Schachspiel. Im Rahmen einer Untersuchung wurde bei Schachgroßmeistern eine erhöhte Aktivität in den Frontallappen und den Scheitellappen gemessen, also jenen Hirnregionen, in denen problemlösendes Denken und die Fähigkeit zur Wiedererkennung von Mustern angesiedelt sind. Außerdem hat die Forschung festgestellt, dass beim Schachspiel beide Gehirnhälften beansprucht werden, und Tätigkeiten, die beide Gehirnhälften aktivieren, stärken bekanntlich das gesamte Gehirn. Einer anderen Studie zufolge haben ältere Menschen (über 75), die Schach spielen, ein geringeres Risiko, an Alzheimer zu erkranken.

HYPNOTISIEREN SIE SICH

Bei der Hypnose geht es nicht darum, einen erwachsenen Menschen dazu zu bringen, wie eine Ente zu quaken oder sich sonst wie eine willenlose Marionette zu verhalten. Sie kann vielmehr benutzt werden, um Stress abzubauen und die kognitiven Fähigkeiten zu verbessern. Hypnose ist im Grunde eine Form der Meditation, die das Gehirn in den Theta-Zustand versetzen kann, einen Zustand reduzierter Gehirnaktivität, der vergleichbar mit der REM-Phase des Schlafes ist. Diese Schlafphase, während der wir auch träumen, ist von besonderer Bedeutung für die körperliche Gesundheit. Der Forschung zufolge trägt dieser Zustand zur Entspannung bei, fördert die Kreativität, sorgt für einen klaren Geist und erhöht die kognitive Leistung.

Sie können sich von jemand anderem persönlich hypnotisieren lassen oder mittels einer Hypnose-Audio-CD, Sie können sich aber auch in wenigen Schritten selbst hypnotisieren. Suchen Sie sich zunächst einen ruhigen Ort, an dem Sie nicht gestört werden. Machen Sie es sich bequem, tragen Sie keine enge Kleidung und nehmen Sie eine angenehme Haltung ein. Sie sollten eher sitzen als liegen, denn einschlafen dürfen Sie dabei nicht! Lassen Sie dann vor Ihrem geistigen Auge ein Bild auftauchen – den beruhigenden Anblick eines Sonnenuntergangs oder einer brennenden Kerze – und atmen Sie ein paar Mal tief durch. Sprechen Sie einen positiven Satz, wie etwa »Ich bin entspannt und ruhig«. Wiederholen Sie diesen Satz ein paar Mal, während Sie sich weiterhin auf das Bild konzentrieren und tief und entspannt atmen. Hören Sie dann auf, den Satz zu sprechen, aber richten Sie die Aufmerksamkeit weiter auf Ihr inneres Bild und atmen Sie weiterhin tief ein und aus. Verweilen Sie zehn bis fünfzehn Minuten in diesem entspannten Zustand (wenn Sie möchten auch länger). Tauchen Sie dann aus der Hypnose auf, indem Sie etwas sagen, das Sie wieder in Kontakt mit der Außenwelt bringt, wie »Jetzt bin ich wach, erfrischt und bereit«. Machen Sie anschließend ein paar einfache gymnastische Übungen, dehnen oder strecken Sie sich, um wieder ganz in den gewohnten Wachzustand zurückzukehren.

HANDARBEITEN

Handarbeiten wie Stricken oder Häkeln sind gut für das Gehirn, weil wir uns dabei entspannen. Dr. Herbert Benson zufolge, dem Autor des Buches *The Relaxation Response*, können uns die rhythmischen und wiederholten Bewegungen des Strickens in einen meditativen Zustand versetzen. Stricken erfordert Aufmerksamkeit, aber wenn man erst einmal ausreichend Übung hat, verursacht es keinen Stress (wenn Sie nicht gerade merken, dass Sie fünf Reihen zuvor eine Masche fallen gelassen haben). Dieser Zustand entspannter Wachsamkeit tut dem Gehirn ausgesprochen gut. Stricken und andere Handarbeiten sorgen für eine Reduktion des Stresshormons Kortisol im Gehirn. Während Sie stricken, neigt Ihr Gehirn weniger dazu, zu grübeln und sich in negativen oder deprimierenden Gedanken zu verlieren, was einer der Gründe dafür sein kann, warum Stricken die Stimmung hebt. Auf dieselbe Weise kann es auch Sorgen vertreiben.

Eine Studie, die kürzlich im *Journal of Neuropsychiatry and Clinical Neurosciences* veröffentlicht wurde, hat gezeigt, dass Erwachsene im fortgeschrittenen Alter, die stricken oder häkeln, seltener unter Gedächtnisschwierigkeiten und dem Verlust kognitiver Fähigkeiten leiden als Gleichaltrige, die Zeitungen und Zeitschriften lesen. Ein Forscher vermutet, dass Stricken neue Verknüpfungen zwischen den Nervenzellen schafft, was dem Abbau kognitiver Fähigkeiten entgegenwirkt. Es gibt auch Hinweise darauf, dass Stricken bei Parkinsonpatienten einen therapeutischen Effekt haben kann, weil dabei das gesamte Gehirn in Anspruch genommen wird. Die Leistungsfähigkeit des Gehirns wird vor allem dann gestärkt, wenn alle seine Teile zusammenarbeiten. Stricken fördert außerdem das kreative Denken und das Erinnerungsvermögen. Auch wenn Sie einer komplexen Anleitung folgen, erweitern Sie damit Ihre geistigen Fähigkeiten. Und nicht nur Ihr Gehirn profitiert davon: Schließlich können Sie für alle Ihre Lieben Mützen, Schals und Handschuhe stricken!

HER MIT DEN KAROTINOIDEN

Karotinoide verleihen gelbem und orangefarbenem Obst und Gemüse wie Karotten seine Farbe, sind jedoch weit mehr als nur leuchtende Farbtupfer, die den Garten verschönern. Sie sind ein wichtiger Bestandteil unserer Ernährung und sorgen dafür, dass unser Gehirn auf Zack bleibt. Sie besitzen nicht nur eine antioxidierende Wirkung und spielen eine bedeutende Rolle bei der Vorbeugung von Herzerkrankungen und bestimmten Krebsarten, sondern sie verbessern auch die Funktionen des Gehirns. Eine Studie brachte zutage, dass Menschen mit einem Mangel an gewissen Karotinoiden bei Tests zur geistigen Leistungsfähigkeit (schnelles Denken, Gedächtnis, Wiedererkennen) überdurchschnittlich schlecht abschneiden.

Mittlerweile gilt als gesichert, dass eines der Karotinoide – Lutein – entscheidend zu einer korrekten Funktion der Augen beiträgt, doch jüngere Forschungen haben ergeben, dass es auch für ein reibungsloses Funktionieren des Gehirns unabdingbar ist. Zwar macht es nur rund zwölf Prozent der Karotinoide aus, die wir zu uns nehmen, aber sein Anteil an den Karotinoiden im Gehirn beträgt rund sechzig Prozent. Das Gehirn bevorzugt also Lutein. Manche Forscher konnten auch einen Zusammenhang zwischen einem niedrigen Luteinspiegel im Gehirn und dem Verlust kognitiver Fähigkeiten herstellen. Andere Wissenschaftler untersuchen, ob Karotinoide eine Alzheimererkrankung vermeiden oder hinauszögern können.

Weil unser Körper Karotinoide nicht selbst herstellen kann, müssen wir sie mit der Nahrung aufnehmen. In besonders großen Mengen sind sie in Karotten enthalten, in Brokkoli, Zuckermelone, Blumenkohl, grünem Blattgemüse (wie Grünkohl und Spinat) und Tomaten. Manche Studien lassen vermuten, dass der Körper Karotinoide leichter resorbieren kann, wenn die Nahrungsmittel gekocht werden, weil dadurch die Zellwände aufgelöst werden. Setzen Sie also nicht nur auf Salat, sondern kochen Sie diese Gemüsesorten auch, machen Sie Suppen oder Pfannengerichte daraus, um so viele Nährstoffe wie möglich herauszuholen.

UMGEBEN SIE SICH MIT KLUGEN LEUTEN

Eines der besten Mittel, um die Gehirntätigkeit anzuregen, ist ein intellektuell anregendes Gespräch. Wenn Sie sich in neue Ideen und Gedanken vertiefen, ist Ihr Gehirn gezwungen, wach und aufmerksam zu bleiben. Indem Sie sich mit klugen Menschen umgeben, die Sie zum Denken anspornen, steigern Sie Ihre kognitive Leistungsfähigkeit und stärken Ihr Gedächtnis. Wenn Sie mit einem Freund diskutieren, ist das nicht nur eine Form von Geselligkeit (auch gut für Ihr Gehirn), sondern Sie müssen dabei auch Gedanken logisch verknüpfen, und zwar aus dem Stand heraus. (Wenn wir unter Druck stehen, werden die kleinen grauen Zellen besonders stimuliert.) Und außerdem lernen Sie dabei wahrscheinlich eine Menge dazu.

FLAVONOIDE

Schon seit Langem ist bekannt, dass Flavonoide Herzerkrankungen und Blutgerinnseln vorbeugen, doch inzwischen vermutet die Forschung auch, dass sie gut für das Gehirn sind. Einige Forschungsergebnisse legen nahe, dass Flavonoide neben dem Gedächtnis und der Lernfähigkeit auch allgemeine kognitive Fähigkeiten stärken. Darüber hinaus kurbeln sie das Zellwachstum im Hippocampus an, der Hirnregion, in der das Erinnerungsvermögen angesiedelt ist. Außerdem besitzen sie eine antioxidierende Wirkung. Möglicherweise schützen sie auch vor einer Vielzahl von Gehirnerkrankungen, vor allem vor altersbedingten Verfallserscheinungen wie Demenzerkrankungen (z. B. Alzheimer) und Parkinson. Die Forschung vermutet, dass Entzündungen des Nervensystems diese Krankheiten begünstigen, weil sie Nervenzellen absterben lassen und den Schaden nach einem Schlaganfall vergrößern. Flavonoide können dazu beitragen, solche Entzündungen einzudämmen und die Zellen vor dem Absterben zu schützen. Jüngere Studien zeigen, dass Flavonoide die Kommunikation zwischen den Nervenzellen verbessern, das Wachstum neuer Zellen unterstützen und den Nervenzellen helfen, sich veränderten Gegebenheiten anzupassen (»neuronale Plastizität«).

Im Rahmen einer kürzlich abgeschlossenen Langzeitstudie schlossen gesunde Menschen, die über einen längeren Zeitraum Flavonoide zu sich nahmen, bei Tests zur kognitiven Leistungsfähigkeit deutlich besser ab als Probanden, die dies nicht taten.

Flavonoide wirken sich auch indirekt positiv auf das Gehirn aus, weil sie die Blutzirkulation verbessern und damit Herz-Kreislauf-Erkrankungen vorbeugen (wie etwa einer Verhärtung der Arterien), die einen Schlaganfall verursachen können. Außerdem wird das Gehirn auf diese Weise besser mit Nährstoffen versorgt.

Neuere Forschungsergebnisse legen nahe, dass Flavonoide aus Zitrusfrüchten die Blut-Hirn-Schranke besonders leicht überwinden. Legen Sie sich also einen ordentlichen Vorrat an Orangen und Zitronen an! Des Weiteren finden sich Flavonoide in Äpfeln, Preiselbeeren, Endivien, Traubensaft, Grünkohl, Zwiebeln und Rotwein.

SAM

SAM (S-Adenosylmethionin) ist eine Variante der Aminosäure Methionin. Es ist ein natürliches Produkt des menschlichen Stoffwechsels und wird für zahlreiche lebenswichtige Funktionen benötigt, wie etwa die Bildung von Knorpelgewebe. Es hebt die Konzentration bestimmter Neurotransmitter im Blut und wirkt sich dadurch auf Stimmungen und Gefühle aus. In neun Studien zeigte SAM eine vergleichbare Wirkung wie bestimmte Antidepressiva, darunter Imipramin, Amitriptylin und Clomipramin. Einige Forscher konnten zeigen, dass die Gabe von SAM für Besserung bei affektiven Störungen sorgt, ohne die Nebenwirkungen anderer Antidepressiva (wie etwa Gewichtszunahme, Kopfschmerzen, Schlafstörungen, sexuelle Dysfunktion). Außerdem wirkt es oft schon nach vier bis zehn Tagen und nicht erst wie andere Medikamente nach zwei bis sechs Wochen. Wenn Sie an psychischen Problemen leiden, sollten Sie sich SAM jedoch keinesfalls selbst verordnen. Suchen Sie immer zunächst ärztliche Hilfe. Auf gar keinen Fall sollten Sie SAM nehmen, wenn Sie bereits Medikamente gegen bipolare Störungen, Zwangsstörungen oder Suchterkrankungen nehmen, da es entsprechende Symptome verstärken kann.

TEILEN SIE IHR WISSEN

Wenn Sie Ihrem Gehirn Power verleihen wollen, geben Sie regelmäßig Unterricht. Das eigene Wissen mit anderen zu teilen macht nicht nur Spaß, sondern Unterrichten stärkt auch die geistigen Kräfte, weil wir dabei viel lesen, uns Dinge erarbeiten und sie anderen erklären müssen. Außerdem lernen wir dabei selbst viel Neues (»Indem wir lehren, lernen wir«, so der römische Philosoph Seneca). Wir knüpfen neue Kontakte und haben das Gefühl, etwas Sinnvolles zu tun. Jeder Mensch kann irgendetwas besonders gut. Überlegen Sie, wo Ihre Stärken liegen, gehen Sie auf die Volkshochschule oder andere Institutionen zu und lassen Sie die Welt an Ihrem Wissen teilhaben. Eine Lehrerausbildung brauchen Sie dazu nicht – Erfahrung genügt.

SPRECHEN SIE ES AUS

Lautes Sprechen ist eine effektive Methode, um die Gedächtnisleistung zu verbessern. Ein Forscher stellte fest, dass Menschen, die eine Liste auswendig lernen sollen und dabei alle Punkte der Liste laut lesen, sich besser erinnern können als andere, die sie still auswendig lernen. Lautes Sprechen stärkt das Erinnerungsvermögen, weil das Gelernte seinen Weg nicht nur über die Augen, sondern auch über die Ohren ins Gedächtnis findet. Eine Studie der Universität Montreal kam zu vergleichbaren Ergebnissen, wobei die Forscher allerdings feststellten, dass der Effekt noch größer ist, wenn wir beim Lernen eine andere Person ansprechen. Man vermutet, dass wir Informationen umso besser im Gedächtnis behalten, je mehr zusätzliche Faktoren wir wahrnehmen (die Bewegung der Lippen, die Laute der Sprache etc.). Je mehr Sinne wir ansprechen, desto besser kann sich unser Gehirn erinnern. Wenn Sie sich also auf eine Prüfung vorbereiten oder die Handvoll Dinge im Gedächtnis behalten wollen, die Sie aus dem Supermarkt brauchen – sprechen Sie es aus.

PHENOLVERBINDUNGEN

Phenolverbindungen (pflanzliche Phenole) besitzen eine antioxidierende Wirkung. Sauerstoffradikale, eine Form der freien Radikale, können zum Ausbruch degenerativer Hirnerkrankungen wie Parkinson und Alzheimer beitragen und verursachen außerdem das Absterben von Zellen. Lebensmittel, die reich an Antioxidantien wie beispielsweise Phenolverbindungen sind, können zu einem Abbau der freien Radikale wie etwa der Sauerstoffradikale führen und so diesen Krankheiten vorbeugen oder ihren Ausbruch verzögern. Etliche epidemiologische Studien und Metaanalysen legen nahe, dass eine Ernährung, die reich an Phenolverbindungen ist, auf lange Sicht vor degenerativen Erkrankungen des Gehirns schützen kann. Außerdem schützt sie vermutlich vor Krebs und bestimmten Herz-Kreislauf-Erkrankungen. Wenn Sie Phenolverbindungen auf Ihren Speiseplan setzen wollen, essen Sie viel Obst, Gemüse und Getreide, und trinken Sie grünen oder schwarzen Tee.

SCHNUPPERN SIE AN NACHTKERZEN

Nachtkerzenöl senkt den Cholesterinspiegel im Blut, was sich positiv auf den Kreislauf und damit auf das Gehirn auswirkt. Einige Studien haben gezeigt, dass es auch die Gedächtnisleistung stärkt und bei geistiger Hyperaktivität zur Beruhigung beitragen kann. Bei der Frage, ob es bei der Behandlung von ADHS (Aufmerksamkeitsdefizit-/Hyperaktivitätsstörung) wirksam ist, kommt die Forschung jedoch zu unterschiedlichen Ergebnissen. Studien aus Schweden, die allerdings erst vorläufige Ergebnisse liefern, lassen vermuten, dass Nachtkerzenöl eine antioxidierende Wirkung hat und so die Bildung freier Radikale unterdrückt, die schädlich für das Gehirn sind. Falls Sie Medikamente gegen Krampfanfälle oder Schizophrenie, blutverdünnende oder blutdrucksenkende Mittel nehmen, sprechen Sie zunächst mit Ihrem Arzt, bevor Sie Nachtkerzenöl anwenden.

SPRECHEN SIE MIT IHREM ARZT

Wenn Sie Ihrem Gehirn etwas Gutes tun wollen, sollten Sie auf jeden Fall unbeabsichtigte Wechselwirkungen zwischen Medikamenten und Nahrungsergänzungsmitteln vermeiden. Manche Medikamente wirken sich auf die Gedächtnisleistung aus und können sogar zu Symptomen führen, die an eine Demenzerkrankung erinnern. Andere entfalten ihre Wirkung bestens, solange sie allein eingesetzt werden, verursachen aber Probleme, wenn sie zusammen mit anderen Medikamenten, Nahrungsergänzungsmitteln oder auch bestimmten Nahrungsmitteln eingenommen werden. Medikamente gegen Herzerkrankungen oder Schlaflosigkeit sowie Steroide, Schmerzmittel und andere Medikamente können die kognitive Leistung beeinträchtigen. Sprechen Sie mit Ihrem Arzt oder Ihrem Apotheker, um sicherzugehen, dass Sie mit Medikamenten keinen Schaden in Ihrem Gehirn anrichten. In manchen Fällen kann ein Wechsel des Medikaments oder der Darreichungsform einen gewaltigen Unterschied für Ihr Gehirn ausmachen.

NAHRUNGSERGÄNZUNG – MIT VERSTAND

Wer sich ausgewogen und gesund ernährt, nimmt eine nahezu ideale Mischung jener Vitamine, Mineralstoffe und anderer Nährstoffe zu sich, die das Gehirn braucht. Aber auch Menschen, die auf ihre Ernährung achten, nehmen unter Umständen zu wenig Vitalstoffe zu sich. Heutzutage gibt es zahllose Nahrungsergänzungsmittel, die beispielsweise Vitamine enthalten, Mineralstoffe, Ballaststoffe, pflanzliche Wirkstoffe, Aminosäuren, Konzentrate und Extrakte. Unser Körper resorbiert Nährstoffe am besten, wenn wir sie mit der Nahrung aufnehmen, also beziehen wir im Idealfall alles, was wir brauchen, aus dem Essen. Manche Menschen brauchen dennoch zusätzliche Präparate, um auf die jeweils empfohlene Tagesdosis eines Stoffes zu kommen. Wenn Sie ein Nahrungsergänzungsmittel für Ihre geistige Gesundheit nehmen wollen, sollten Sie sich für das entscheiden, das für Sie am besten geeignet ist. Bei der Auswahl können Ihnen folgende Tipps helfen:

- Wenn das Produkt mehrere Vitamine und Mineralstoffe enthält, achten Sie darauf, dass die jeweils empfohlene Tagesdosis nicht überschritten wird.
- Das Ergänzungsmittel sollte Ihren persönlichen Bedürfnissen entsprechen, je nach Alter, Geschlecht und Gesundheitszustand.
- Beachten Sie das Haltbarkeitsdatum. Vor allem Vitamine sind nicht besonders langlebig. Nach Ablauf des Haltbarkeitsdatums sind sie wahrscheinlich wirkungslos.
- Nehmen Sie das Mittel genau nach den Hinweisen des Herstellers oder den Vorgaben Ihres Arztes ein.
- Bewahren Sie alle Nahrungsergänzungsmittel unzugänglich für Kinder auf.

REINIGUNG DURCH PHYTONÄHRSTOFFE

Die Vitamine und Mineralstoffe, die wir mit Obst und Gemüse zu uns nehmen, werden auch als Phytonährstoffe bezeichnet. Sie reinigen den Körper von toxischen Substanzen, schützen ihn vor dem Schaden, den freie Radikale anrichten, und sorgen bei etlichen Hormonen für einen ausgeglichenen Haushalt. Sie sind wie eine Apotheke der Natur: Sie sind kostenlos, können keinen Schaden anrichten und problemlos erhältlich. Folgende Gruppen gehören zu den wichtigsten Phytonährstoffen:

- *Allylsulfide.* Sie verleihen Zwiebeln, Knoblauch und verwandten Pflanzen den scharfen Geruch und den typischen Geschmack. Sie sorgen für einen Anstieg des (»guten«) HDL-Cholesterins, senken den Triglyceridspiegel im Blut und schützen das Herz. Außerdem können sie dem altersbedingten Verlust kognitiver Fähigkeiten vorbeugen.

- *Indole und Isothiocyanate.* Diese Verbindungen kommen in großen Mengen besonders in Brokkoli, Kohl, Blumenkohl und Senfblättern vor. Sie regen die Tätigkeit bestimmter Enzyme an, die bekanntermaßen Krebs vorbeugen und die Aktivität von Östrogen in den Zellen blockieren. Sie besitzen antioxidierende Wirkung, und einige Studien deuten darauf hin, dass sie die Gehirnfunktionen verbessern.

- *Saponine.* Sie verbinden sich mit Cholesterin und tragen so dazu bei, dass dieses aus dem Körper ausgeschieden wird. Außerdem stärken sie das Immunsystem und beugen Herzerkrankungen und bestimmten Krebsarten vor. Sie wirken antioxidierend und sorgen dafür, dass das Gehirn bei Kräften bleibt, indem sie die lästigen freien Radikale ausschalten. Saponine finden sich in Kichererbsen, Nüssen, Hafer, Kartoffeln, Sojabohnen, Spinat und Tomaten.

- *Lignane.* Von diesen Stoffen weiß man, dass sie antioxidierend wirken. Sie vertreiben die freien Radikale und erhalten so die Leistungsfähigkeit des Gehirns. Leinsamen ist besonders reich an Lignanen.

MACHEN SIE KURZE PAUSEN

Wenn wir ein umfangreiches Projekt auf dem Tisch haben, ist die Versuchung groß, es auf Biegen und Brechen abschließen zu wollen und zwischendurch nur aufzustehen, um uns noch einen Kaffee zu holen. (Oder gehören Sie zu denen, die sich gleich die Thermoskanne auf den Tisch stellen?) Die Forschung hat jedoch festgestellt, dass der Schuss früher oder später nach hinten losgeht, wenn wir uns immer nur auf eine Sache konzentrieren. Wie Kinder in der Schule Pausen brauchen, um sich zu erholen, brauchen auch Erwachsene bei ihrer Arbeit regelmäßige Pausen. Eine Studie, die kürzlich an der University of Illinois durchgeführt wurde, kam zu dem Ergebnis, dass kurze Pausen die Konzentrationsfähigkeit erhöhen. Die Forschung vermutet, dass die Aufmerksamkeit nach und nach abnimmt, wenn das Gehirn immer wieder denselben Reizen ausgesetzt ist (so wie wir nach einer Weile das Ticken einer Uhr nicht mehr wahrnehmen). Wenn Sie Ihr Gehirn für ein paar Minuten mit etwas anderem beschäftigen, können Sie anschließend mit erhöhter Aufmerksamkeit zu Ihren eigentlichen Aufgaben zurückkehren. Bei der erwähnten Studie war bei Probanden, die eine langwierige Aufgabe durch kurze Pausen unterbrachen, im Verlauf von fünfzig Minuten kein Leistungsabfall zu verzeichnen, während Probanden, die keine Pausen machten, mit der Zeit immer schlechter wurden. Anders als beim Multitasking, bei dem wir eine Aufgabe unterbrechen, nur um uns einer anderen zuzuwenden, ist eine gezielte Pause erfrischend für das Gehirn. Sie sollten dabei jedoch nicht zu einer ähnlichen Tätigkeit wechseln (etwa vom Lesen eines Buches zum Lesen eines Blogs), sondern etwas ganz anderes tun. Gehen Sie ein paar Schritte durchs Büro, unterhalten Sie sich kurz mit Kollegen, und machen Sie sich dann wieder zügig zurück an Ihre Arbeit.

SCHONEN SIE IHRE NERVEN

Alle Systeme des menschlichen Körpers sind anfällig für Gefahren, die von außen kommen, wie etwa toxische Stoffe. Das Nervensystem, zu dem auch das Gehirn gehört, ist jedoch aus bestimmten Gründen besonders anfällig:

- Im fortgeschrittenen Alter sterben immer mehr Nervenzellen ab und auch andere Schäden am Nervensystem treten auf. Daher kommt es während des Alterungsprozesses häufig zu toxischen Schäden.
- Zahlreiche Nervengifte passieren problemlos die Blut-Hirn-Schranke und verursachen Schäden in empfindlichen Regionen des Gehirns.
- Toxische Stoffe stören oftmals die empfindliche elektrochemische Balance des Nervensystems und unterbinden so die Kommunikation zwischen den Körperzellen.

Sie können Ihr Gehirn schützen, indem Sie künstliche Süßstoffe, Blei (etwa in bleihaltigen Farben), Quecksilber und Pestizide vermeiden.

LASSEN SIE TAGTRÄUME ZU

Wenn Sie sich in einen zutiefst erholsamen Zustand versetzen wollen, lassen Sie einfach mal die Gedanken schweifen. Dabei geht es nicht um Meditation im strengen Sinn. Sind Sie sicher, eine Stunde lang nicht gestört zu werden, setzen oder legen Sie sich bequem hin. Dimmen Sie das Licht oder schalten Sie es ganz aus, und schirmen Sie sich gut gegen alle Geräusche und Ablenkungen von außen ab. Schließen Sie die Augen und nehmen Sie bewusst die Stille wahr, die Sie umgibt. Versuchen Sie nicht, sich auf einen Gedanken oder eine Vorstellung zu konzentrieren – diese Übung ist keine Mantra-Meditation. Atmen Sie so, dass Sie sich dabei wohlfühlen. Um die Entspannung zu fördern, können Sie den Atem bewusst verlangsamen, aber zwingen Sie sich nicht dazu. Jetzt lassen Sie Ihren Geist umherschweifen, lassen Sie ihn von der Leine wie einen jungen Hund, der draußen herumtollen darf. Wenn Sie möchten, folgen Sie ihm und finden Sie heraus, was ihn interessiert, aber urteilen Sie nicht darüber. Drängen Sie ihn nicht in irgendeine Richtung. Lassen Sie ihn nach Lust und Laune herumstreunen. Denn darum geht es bei dieser Übung. Viele Meditationsformen zielen darauf ab, den Geist zu zügeln und jeden Gedanken wie eine Ziege an einem Strick anzubinden, wie einen Köder für die große Beute und die große Erleuchtung. Vermeiden Sie das. Wenn Sie Ihrem Geist die Freiheit lassen, überall herumzustreifen und nach Belieben zu spielen, führt er Sie ganz von allein an einen Ort der Entspannung.

RUHE, BITTE!

Eine kürzlich durchgeführte Studie hat gezeigt, dass unsere Fähigkeit, sprachliche Informationen zu verarbeiten, langfristig darunter leidet, wenn wir fortwährend lauten Geräuschen ausgesetzt sind. Lärm schadet nicht nur dem Gehör, sondern auch dem Gehirn. Dieser über die Jahre stärker werdende Effekt erklärt womöglich, warum ältere Menschen sich schwerer tun, Neues zu lernen und Dinge zu behalten – ihr Gehirn hat mehr Probleme damit, inhaltsleere Reize wie Musik oder Gespräche auszublenden. Es nimmt einfach alles auf.

Bei lärmempfindlichen Menschen verschlechtern laute Geräusche bisweilen die Stimmung. Auch Schlafstörungen und schwächere kognitive Leistungen können die Folge sein. Doch ob Sie nun besonders geräuschempfindlich sind oder nicht – ein wenig Stille hilft Ihnen in jedem Fall, sich zu beruhigen. Und »ein wenig« bedeutet hier wirklich: ein wenig. Einer neueren Studie zufolge sind schon zwei Minuten Ruhe eine große Wohltat für unsere Gesundheit, hauptsächlich, weil dadurch der Körper entspannt. Eine andere Studie hat gezeigt, dass (bei Ratten) eine zweistündige Ruhephase pro Tag die Bildung von Zellen im Hippocampus anregt, dem Gedächtniszentrum des Gehirns. Stille kann nicht nur therapeutische Wirkung entfalten, sondern auch erstaunlich viel Energie liefern. Wenn wir uns jeden Tag etwas Zeit für Schweigen und Ruhe nehmen, kann der Körper seine Batterien wieder aufladen.

MACHEN SIE SICH DÜNNE

Bei einer Studie mit Patienten in Krankenhäusern der Kaiser Foundation in Nordkalifornien wurde festgestellt, dass Menschen, die im mittleren Lebensalter übermäßig viel Viszeralfett (besser bekannt als Bauchfett) besitzen, in höherem Alter dreimal so häufig an Demenz erkranken wie Menschen mit wenig oder gar keinem Bauchfett. Die Forscher fanden heraus, dass bei den Betroffenen ein deutlich höheres Risiko besteht, dass das Bauchfett die im Inneren des Bauchraums gelegenen Organe umschließt. Die Ärzte vermuten, dass dieses Fett Giftstoffe freisetzt, die zu Atherosklerose führen, also der Verhärtung und Verengung von Arterien, wie sie häufig bei Alzheimerpatienten zu beobachten ist. Die Forscher haben herausgefunden, dass Männer mit viel Bauchfett ein erhöhtes Risiko haben, wenn ihr Taillenumfang größer als 100 cm ist, Frauen sind ab einem Taillenumfang von 90 cm gefährdet. Die Ärzte empfehlen den Betroffenen eine Kombination aus Krafttraining und Ausdauertraining, wobei der ganze Körper beansprucht werden sollte (und nicht nur die Bauchmuskeln), dazu fettarme Ernährung und den Verzicht auf Zucker. Jüngere Forschungen legen nahe, dass auch Milchprodukte und viel Schlaf im Kampf gegen das Bauchfett eine Hilfe sein könnten.

OLIVENÖL

Oliven und Olivenöl gehören schon seit Langem zu den wichtigsten Bestandteilen der mediterranen Ernährungsweise. Sie sind reich an einfach ungesättigten Fetten, die dazu beitragen, das »böse« Cholesterin im Blut zu senken. Dadurch sinkt wiederum das Risiko eines Schlaganfalls. Eine Studie, die 2017 an der Temple University durchgeführt wurde, hat ergeben, dass Olivenöl »nativ extra« der Bildung von Plaques und Verklumpungen vorbeugt, wie sie charakteristisch für Alzheimer sind. Dieselbe Studie förderte auch zu Tage, dass Olivenöl die Gedächtnisleistung und die Lernfähigkeit steigert. Viele Ernährungswissenschaftler raten dazu, ausschließlich Olivenöl und keine anderen Fette oder Öle zu verwenden. Oliven und Olivenöl enthalten auch Polyphenole, die oxidativen Stress im Gehirn (verursacht durch freie Radikale) reduzieren. Wenn Sie also täglich Olivenöl zu sich nehmen, verbessern Sie die Funktion Ihres Gehirns und stärken Ihr Gedächtnis.

WEG MIT DEM FETT

Mit den richtigen Fetten tun Sie Ihrem Gehirn etwas Gutes und versorgen es mit Energie, sodass es Tag und Nacht tut, was es tun soll. Wenn Sie ein paar einfache Tipps beachten, können Sie in Ihrer Ernährung die Gesamtmenge an Fett, insbesondere an gesättigten Fetten und Cholesterin (also an schädlichen Fetten), deutlich reduzieren. Hier sind einige Tipps:

- Befreien Sie Fleisch von Fett, bevor Sie es garen.
- Verwenden Sie Garmethoden, die wenig Fett erfordern: Grillen, Braten, Dünsten, Schmoren, Dämpfen, Pochieren oder das Garen im Wok oder in der Mikrowelle.
- Braten Sie Fleisch in einer beschichteten Pfanne mit wenig oder ganz ohne Fett an. Verwenden Sie dabei Pflanzenöl in Sprayform oder einen Fond, um ein Anbrennen zu vermeiden.
- Wenn Sie Fleisch und Geflügel grillen oder braten, legen Sie es auf einen Rost, damit das Fett abtropfen kann.
- Verwenden Sie Marinaden, die wenig oder gar kein Fett enthalten: Teriyaki-Soße, Orangensaft, Limettensaft, Zitronensaft, Tomatensaft, entfettete Brühe oder fettarmen Joghurt. Geben Sie frische Kräuter und Gewürze hinzu, beispielsweise Knoblauchpulver, um Ihrer Marinade Geschmack zu verleihen.
- Garen Sie Fisch und Geflügel im Ofen, statt sie zu braten.

SCHÖNHEITSSCHLAF

Während wir schlafen, erholt und regeneriert sich unser Körper und damit auch unser Gehirn. Abfallstoffe werden abgebaut, neue neuronale Verbindungen entstehen, neue Gedächtnisinhalte werden geschaffen (daher erinnern wir uns besser an Gelerntes, wenn wir nach dem Lernen schlafen) und die Gemütslage wird stabilisiert. Durch ausreichend Schlaf schützen wir uns selbst. Wer zu wenig schläft, verursacht leichter Unfälle und macht häufiger Fehler. Wenn wir übermüdet sind, reagieren wir auch nicht so schnell und adäquat auf Einflüsse von außen, sei es während einer Prüfung oder wenn wir im Straßenverkehr eine Kollision vermeiden wollen.

Wenn wir dauerhaft unausgeschlafen sind, funktionieren Körper und Geist nicht richtig, das Immunsystem ist geschwächt und unsere ganze Verfassung leidet darunter, in körperlicher, geistiger und seelischer Hinsicht. Phasen tiefer Ruhe, in denen wir uns wirklich erholen, sind in vielerlei Hinsicht produktiv. Während wir schlafen, kann unser Gehirn neue Informationen verarbeiten, was zu kreativen Ideen und Schüben führen kann. Daher folgt auf einen kurzen, aber tiefen Schlaf oftmals ein »Aha-Erlebnis«. Sorgen Sie also für ausreichend Erholung, denn das ist gut für Ihr Gehirn. Sehen Sie zu, dass sie erholsam schlafen (nach Möglichkeit jede Nacht sieben bis neun Stunden ohne Unterbrechung). Achten Sie darauf, dass Sie zur selben Zeit schlafen gehen und aufstehen. Ihr Körper, vor allem Ihr Gehirn, liebt die Routine. Wenn Sie am Wochenende bis in die Puppen schlafen und dann am Montag nicht aus den Federn kommen, oder wenn Sie immer wieder lange aufbleiben und dann am nächsten Abend die Augen nicht aufhalten können, tun Sie sich damit keinen Gefallen. Sorgen Sie lieber für einen geregelten Schlaf-Wach-Rhythmus.

LIEBER MIT HELM

Wenn Sie stürzen, kann es leicht passieren, dass Sie sich den Kopf aufschlagen, bewusstlos werden, sich eine Prellung zuziehen und bluten, auch wenn Sie diese Verletzungen zunächst nicht sehen können. Mittlerweile weiß man, dass Unfallgeschädigte, die länger als eine Stunde bewusstlos waren, ein doppelt so hohes Risiko haben, an Alzheimer zu erkranken, wie Menschen ohne vergleichbare Vorschädigungen. Wenn nach einem Schädeltrauma die Blutung gestillt und die Schwellung zurückgegangen ist, bleibt unter Umständen verletztes Gewebe zurück, das später zum Entstehen von Alzheimer beitragen kann. Zum Glück gibt es jedoch etwas, das uns davor schützt: Helme. Auf dem Motorrad, beim Skateboarden, auf dem Fahrrad, beim Klettern, Reiten, Hockey oder jeder anderen Sportart, bei der Sie leicht stürzen – tragen Sie stets einen Helm. Im Rahmen einer jüngst veröffentlichten Studie stellten Forscher fest, dass Fahrradfahrer, die einen Helm tragen, im Vergleich zu denen, die keinen Helm tragen, ein um 52 Prozent niedrigeres Risiko schwerer Hirnverletzungen haben und ein um 44 Prozent niedrigeres Risiko, tödliche Verletzungen davonzutragen. Selbst wenn Sie sich für den besten Radfahrer oder die beste Reiterin der Welt halten – ein Unfall passiert schneller als gedacht, und ein Helm auf dem Kopf kann Ihr Gehirn vor schweren Schäden bewahren.

WIE HUNGRIG SIND SIE WIRKLICH?

Wir alle wissen, dass zu viel Essen zu Übergewicht führt, wodurch wiederum die Wahrscheinlichkeit eines Schlaganfalls und anderer Erkrankungen steigt. Einige Forscher kommen zu dem Schluss, dass weniger zu essen das Risiko von Parkinson und anderer neurologischer Erkrankungen verringern kann. Eine Methode, um nicht mehr zu essen als nötig, besteht darin, sich das tatsächliche Ausmaß des eigenen Hungers bewusst zu machen.

Versuchen Sie, vor dem Essen anhand einer Skala von 1 bis 10 zu beziffern, wie hungrig Sie wirklich sind. Wenn Sie das Ausmaß Ihres Hungers bewusst einschätzen, können Sie auch bewusst entscheiden, wie groß eine angemessene Portion ist. Haben Sie ordentlich Kohldampf, ist eine normale Portion genau das Richtige. Wenn Ihr Hungergefühl eher am unteren Ende der Skala liegt, genügt vielleicht auch eine Portion von der Größe einer Zwischenmahlzeit. Indem Sie immer bewusst bei der Sache sind, können Sie vermeiden, sich geistesabwesend vollzustopfen.

KREATIV MIT KREATIN

Kreatin ist ein natürlich vorkommender Stoff, der alle Zellen des menschlichen Körpers mit Energie versorgt. Etwa 95 Prozent des körpereigenen Kreatins sind in der Skelettmuskulatur gespeichert. Wir nehmen es mit Nahrungsmitteln wie Fisch oder Fleisch auf, weshalb Vegetarier oft niedrige Kreatinwerte haben. Kreatin trägt wesentlich dazu bei, dass das Gehirn den Tag über gleichmäßig mit Energie versorgt wird. Durch mehrere Untersuchungen konnte nachgewiesen werden, dass es die Leistung des Arbeitsgedächtnisses (das etwa beansprucht wird, wenn wir eine Liste auswendig lernen) signifikant verbessert und die schnelle Verarbeitung von Informationen fördert (etwa bei Tests, bei denen ein Knopf gedrückt werden muss, nachdem er aufgeleuchtet hat).

Wenn Sie Kreatin in Form eines Ergänzungsmittels nehmen, sollten Sie es mit Bockshornklee kombinieren. Bockshornklee wird häufig in der mediterranen Küche verwendet. Untersuchungen haben ergeben, dass Kreatin besser resorbiert wird und eine höhere Wirkung entfaltet, wenn es zusammen mit Bockshornkleeextrakt eingenommen wird. Diese Pflanze hat denselben Effekt wie Glukose, nur ohne die schädlichen Nebenwirkungen von Zucker. Bockshornklee sorgt für einen ausgeglichenen Blutzuckerspiegel, was auch ein wenig zur Stabilisierung der Gemütslage beitragen kann.

SHANKAPUSHPI

Der lateinische Name dieser mehrjährigen Pflanze, *Convolvulus pluricaulis*, ist kaum leichter auszusprechen als ihr gebräuchlicher Name. Allen ihren Bestandteilen wird eine heilende Wirkung zugeschrieben, und in der indischen und der traditionellen chinesischen Medizin wird sie gegen chronischen Husten, Schlaflosigkeit, Epilepsie, Angstzustände und andere Beschwerden eingesetzt. Hauptsächlich dient sie der Stärkung des Gedächtnisses. Sie soll stressmindernd, antidepressiv, angstlösend, antioxidierend und sogar schmerzlindernd wirken, doch bis jetzt gibt es kaum wissenschaftliche Untersuchungen über ihre Wirksamkeit im Vergleich zu gängigeren Pflanzen. Einige Studien konnten allerdings nachweisen, dass Shankapushpi wirksam den Abbau von Stress unterstützt.

VORSICHT MIT NATRIUM

Forscher der McGill University fanden kürzlich heraus, dass Natrium für einen der wichtigsten Rezeptoren von Neurotransmittern wie eine Art An-/Aus-Schalter fungiert. Das bedeutet, dass der Natriumgehalt unseres Körpers eine entscheidende Rolle bei der Entstehung von Krankheiten wie Epilepsie oder bei neuropathischen Schmerzen spielt.

Natrium ist ein essenzieller Nährstoff für den menschlichen Körper (auch wenn wir es nur in geringen Mengen benötigen). Es regelt den Wasserhaushalt und transportiert Wasser in die Blutbahnen, was zu einem Anwachsen der Blutmenge und dadurch zu erhöhtem Blutdruck führen kann. Ein hoher Blutdruck bedeutet mehr Arbeit für das Herz, und weil das Blut dann mehr Druck hat, schadet es unter Umständen auch anderen Organen wie etwa den Nieren, dem Gehirn und den Augen.

Der menschliche Körper braucht nur wenig Natrium. Laut Angaben der Amerikanischen Kardiologischen Gesellschaft braucht ein Erwachsener nur etwa 1500 mg pro Tag. Die meisten Menschen nehmen jedoch rund 3400 mg pro Tag zu sich. Das meiste Natrium stammt dabei nicht aus dem Salz, mit dem wir unsere Speisen würzen, sondern aus dem Salz, das in abgepackten und verarbeiteten Lebensmitteln enthalten ist. Lesen Sie daher die Angaben zu den Inhaltsstoffen und versuchen Sie, weniger Natrium zu sich zu nehmen.

Eine hohe Kaliumzufuhr kann dazu beitragen, den Blutdruck zu regulieren und die negativen Auswirkungen eines zu hohen Natriumgehalts zu mildern. Kalium ist beispielsweise in Bananen enthalten, in Roter Bete, Joghurt, Kartoffeln, Spinat, Süßkartoffeln, Tomaten und weißen Bohnen. Mit diesen Nahrungsmitteln können Sie Ihren Kaliumspiegel erhöhen und hohem Blutdruck vorbeugen.

RUHE DURCH KAMILLE

Gibt es etwas Beruhigenderes als eine schöne Tasse Kamillentee? Kaum ein Mittel wird so häufig zur Entspannung verwendet. Kräuterheilkundler setzen Kamille auch gegen Angstzustände und Schlaflosigkeit ein. Einer neueren Studie zufolge zeigt sie auch bei Menschen mit generalisierter Angststörung eine angstlösende Wirkung. Die beruhigenden und besänftigenden Eigenschaften von Kamillentee fördern den Schlaf, und Schlaf ist ja für etliche Probleme die beste Medizin. Eine Studie hat gezeigt, dass Kamillentee die Konzentration eines bestimmten Stresshormons im Gehirn senkt, und eine andere Studie liefert Hinweise, dass er krampflösende Eigenschaften besitzt. Trinken Sie tagsüber eine oder zwei Tassen, um zu entspannen, oder abends, um leichter in den Schlaf zu finden. Kamille kann ganz allgemein als eines der sichersten pflanzlichen Heilmittel gelten. Falls Sie jedoch allergisch gegen Ambrosia sind oder schon einmal einen anaphylaktischen Schock erlitten haben, sollten Sie auf Kamille verzichten.

TRAINIEREN SIE IHR GEDÄCHTNIS

Übung macht den Meister – das gilt auch dann, wenn es darum geht, die geistigen Fähigkeiten zu erhalten und zu stärken. Zahlreiche Forschungsergebnisse bestätigen das. In einer Studie hielten Wissenschaftler fest, an wie viele Wörter sich die Probanden erinnern konnten, nachdem ihnen eine lange Liste bunt durcheinandergewürfelter Begriffe vorgelesen worden war. In der ersten Phase erinnerten sich die älteren Teilnehmer der Studie an weniger Wörter als die jungen. Doch nachdem sie ein paar Mal an Gedächtnistrainings teilgenommen hatten (bei denen sie Tipps erhielten, wie etwa, sich die Wörter nicht einzeln zu merken, sondern nach Themen sortiert), erinnerten sie sich an dreimal so viele Wörter wie zuvor. Im Rahmen einer anderen Studie, über die das *Journal of the American Academy of Child and Adolescent Psychiatry* berichtet, konnten Kinder durch Gedächtnistraining auch solche kognitiven Fähigkeiten verbessern, die nichts mit dem Erinnerungsvermögen zu tun haben, und ihre Ergebnisse bei IQ-Tests um acht Prozent steigern.

Bei Menschen mit stark ausgeprägtem Erinnerungsvermögen kommunizieren die entsprechenden Hirnregionen mit jenen Zentren des Gehirns, in denen Visualisierung und räumliches Vorstellungsvermögen angesiedelt sind. Die Gedächtniszentren solcher Menschen sind zwar nicht größer als die anderer Personen, aber der Austausch zwischen den einzelnen Hirnregionen ist effizienter. Eine Form des Gedächtnistrainings besteht darin, dass man die zu erinnernden Inhalte visualisiert. Wenn Sie sich etwa eine Abfolge von Spielkarten merken wollen, können Sie sich vorstellen, wie Sie durch die Räume einer Burg gehen: Im ersten hängt ein Kreuz an der Wand, im zweiten sind zwei Lanzen und im dritten liegt ein quadratischer Teppich mit Herzmuster auf dem Boden. Wenn Sie sich dann an die Abfolge erinnern wollen, legen Sie den Weg in Gedanken zurück und sehen erst das Kreuz-Ass, dann die Pik-Zwei und schließlich die Herz-Vier. Probieren Sie es aus! Schon bald werden Sie feststellen, dass Sie sich auch komplexere Informationen viel leichter merken können.

WERDEN SIE EIN MATHEGENIE

Versuchen Sie sich im Kopfrechnen, wann immer sich eine Gelegenheit bietet – so stärken Sie Ihre mathematischen Fähigkeiten. Berechnen Sie zum Beispiel Ihren Kontostand nur anhand Ihrer Ausgaben, ohne die Hilfe eines Taschenrechners. Wenn Sie etwas kaufen, berechnen Sie im Kopf die enthaltene Mehrwertsteuer. Rechnen Sie von Produkten im Supermarkt den Preis pro 100 Gramm oder pro Stück aus. Wenn Sie bezahlen, rechnen Sie aus, wie viel Wechselgeld Sie bekommen werden. Errechnen Sie im Restaurant den prozentualen Anteil des Trinkgeldes an der Gesamtsumme. Bringen Sie so viel Mathematik wie möglich in Ihren Alltag. Wenn wir uns immer nur auf die Technologie verlassen, schwinden unsere mathematischen Fähigkeiten. Löschen Sie also die Taschenrechner-App von Ihrem Handy und schalten Sie Ihr Hirn ein. Und wenn Sie eine echte Herausforderung für Ihr Gehirn suchen, studieren Sie Mathematik oder Chemie.

MEHR SOJA, BITTE!

Möchte noch jemand Tofu? Fachleuten zufolge senkt Sojaeiweiß den Cholesterinspiegel im Blut, verringert das Risiko von Blutgerinnseln (was wiederum das Risiko eines Herzinfarkts oder Schlaganfalls verringert), erhöht die Elastizität der Blutgefäße (was für einen verbesserten Blutfluss sorgt) und reduziert die Oxidation des »bösen« LDL-Cholesterins, was das Risiko von Plaquebildung im Blut verringert. All das kommt Ihrem Gehirn zugute, denn es bedeutet, dass Soja das Risiko eines Schlaganfalls reduziert. Soja können Sie in verschiedenen Formen zu sich nehmen: als fettarmes Sojamehl oder Miso, als normalen, festen Tofu, als Sojakäse, Sojamilch oder Veggieburger mit Soja. Wenn Sie nur einmal pro Tag Soja essen, macht sich das schon bemerkbar. Zwar gibt es Berichte, denen zufolge der Verzehr von Soja erhöhte Östrogenwerte, Unfruchtbarkeit bei Männern oder ein erhöhtes Brustkrebsrisiko zur Folge hat, doch kommen die meisten Untersuchungen zu dem Ergebnis, dass Soja, auch für Brustkrebspatientinnen, ein sicheres und gesundheitsförderndes Lebensmittel ist. Wenn Sie dennoch skeptisch sind, halten Sie sich auch hier an die Devise: alles in Maßen!

WEISSDORN

Ihr Gehirn funktioniert dann am besten, wenn der Körper, in dem es steckt, gesund ist. Es ist wissenschaftlich erwiesen, dass die Beeren des Weißdorns gegen Bluthochdruck wirken, einen der Hauptrisikofaktoren für Herzerkrankungen. Außerdem besitzt Weißdorn eine stark antioxidierende Wirkung, macht also freie Radikale unschädlich, diese gefährlichen Moleküle, die überall im Körper zu finden sind und die Blutgefäße schädigen können, bis hin zur Atherosklerose. Darüber hinaus enthält Weißdorn Rutin, einen Stoff, der die Bildung von Plaques verhindert, die in größeren Ansammlungen den Blutfluss blockieren und so einen Schlaganfall oder einen Herzinfarkt verursachen können. Eine Studie hat gezeigt, dass Weißdorn die Nervenzellen schützt und Entzündungen von Neuronen im Gehirn reduzieren kann. Erste Untersuchungsergebnisse weisen auch darauf hin, dass Weißdorn bei einem Schlagfall Läsionen vorbeugt. Weißdorn könnte also ein Mittel zur Behandlung oder gar Vermeidung von Schlaganfällen sein.

DUNKLE SCHOKOLADE

Laut den Ergebnissen einer Studie, die im *Journal of Agricultural and Food Chemistry* der Amerikanischen Gesellschaft für Chemie veröffentlicht wurde, enthält Kakaopulver fast doppelt so viele Antioxidantien wie Rotwein und bis zu dreimal so viele wie grüner Tee. Die antioxidativen Eigenschaften von Lebensmitteln werden in der Regel anhand des ORAC-Wertes angegeben *(Oxygen Radical Absorbance Capacity)*. Untersuchungen des US-Landwirtschaftsministeriums und der Amerikanischen Gesellschaft für Chemie zeigen, dass dunkle Schokolade höhere Werte als bestimmte Obst- und Gemüsesorten hat. Dunkle Schokolade brachte es auf einen ORAC-Wert von 13. Auf dem zweiten Platz lag Milchschokolade mit einem Wert von 6740 und an dritter Stelle Trockenpflaumen mit 5770.

Dunkle Schokolade kann bei Menschen, die an Bluthochdruck leiden, den Blutdruck senken und außerdem das »böse« LDL-Cholesterin um bis zu zehn Prozent senken. Wenn Sie regelmäßig dunkle Schokolade essen, profitiert Ihr Herz davon, weil Sie dadurch Schäden an Blutgefäßen vermeiden, die von freien Radikalen verursacht werden, und der Entstehung von Blutgerinnseln vorbeugen, die zu einem Herzinfarkt oder einem Schlaganfall führen können. Einige Studien weisen auch darauf hin, dass die in Kakao enthaltenen Flavonoide zur Entspannung der Blutgefäße beitragen, was wiederum hemmend auf ein Enzym wirkt, das Entzündungen verursacht.

LASSEN SIE SICH AVOCADOS SCHMECKEN

Avocados sind eine wahre Goldgrube an Nährstoffen, die Power für das Gehirn liefern, und abgesehen davon gesundheitsfördernd für den ganzen Körper. Sie enthalten Ölsäure, eine einfach ungesättigte Fettsäure, die nachweislich cholesterinsenkend wirkt und Herzerkrankungen und Atherosklerose vorbeugt. Für Ihr Gehirn bedeutet das eine geringere Wahrscheinlichkeit eines Schlaganfalls. Avocados sind auch reich an Magnesium und Kalium, die ausgleichend auf den Blutdruck wirken und Kreislauferkrankungen wie Schlaganfall und Herzerkrankungen vorbeugen. 100 g Avocado enthalten rund ein Viertel der empfohlenen Tagesdosis an Folsäure, die in Verbindung mit den einfach ungesättigten Fettsäuren und dem Kalium das Risiko von Herz-Kreislauf-Erkrankungen und Schlaganfall verringert. Avocados liefern mehr Magnesium als die zwanzig beliebtesten Obstsorten. Sie enthalten keine Stärke und nur sehr wenig Zucker, liefern aber große Mengen verwertbare Energie. Eine ganze Avocado hat etwa 300 Kalorien und 35 Gramm Fett, davon 8,5 Gramm einfach ungesättigte Fette. Wenn Sie regelmäßig kleine Mengen an Avocado essen, holen Sie das Beste aus diesem Superfood heraus.

BINDEN SIE SICH

Wenn Sie sich für einen Partner oder eine Partnerin entscheiden und eine Liebesbeziehung eingehen, schüttet Ihr Gehirn das Hormon Oxytocin aus, das auch als »Bindungshormon« bezeichnet wird. Oxytocin stärkt bestimmte Aspekte des Sozialverhaltens wie Treue und Empathie. Ein hoher Oxytocinspiegel unterstützt das Gedächtnis und wirkt gegen Stress sowie stressbedingte kognitive Einschränkungen. Außerdem fördert es sogenanntes prosoziales Verhalten, also etwa die Bereitschaft zu Hilfeleistung oder Pflege.

Frauen haben höhere Oxytocinwerte, weshalb es ihnen womöglich leichter fällt, sich auf einen Partner einzulassen (Oxytocin fördert auch die Mutter-Kind-Bindung nach der Geburt). Bei Männern steigt der Oxytocinwert nach einem Orgasmus um das Fünffache an. Wenn Sie also Ihrem Gehirn etwas Gutes tun wollen, dann suchen Sie sich ein Gespons und halten Sie miteinander ein Schäferstündchen!

ALLES IN MASSEN

Ausgewogenheit und das richtige Maß sind für das optimale Funktionieren des Gehirns unabdingbar. Wir Menschen wollen oft immer mehr von dem, was wir mögen. Wenn wir morgens eine Tasse Kaffee trinken und uns dadurch wacher und konzentrierter fühlen, trinken wir zehn Tassen. Und wundern uns dann, warum wir uns nicht mehr konzentrieren können. So verhält es sich mit allem, vom Kuchen bis zum Sex. Oder wir verfallen ins andere Extrem und verbannen jede noch so kleine Freude aus unserem Leben. Weil wir Zucker für ungesund halten, sind wir ihm gänzlich abhold und wittern plötzlich überall versteckten Glukosesirup. Sie können jedoch problemlos weiterhin Schokokuchen essen und trotzdem gesund bleiben, solange Sie es mit dem Schokokuchen nicht übertreiben. Wenn Sie grundsätzlich bei allem Maß halten, können Sie sich einen Lebensstil und eine Ernährungsweise angewöhnen, die förderlich für Ihr Gehirn sind, und dabei mehr Spaß haben, als Sie vielleicht glauben.

SUCHEN SIE SICH EIN HOBBY

Der Forschung zufolge regen viele Hobbys die Geistestätigkeit an und verhindern in höherem Alter Alzheimer und andere Demenzerkrankungen. Bestimmt haben auch Sie etwas, das Ihnen viel Spaß macht. Vielleicht fahren Sie gern Fahrrad oder malen gern, vielleicht mögen Sie Scrapbooks oder bauen gern Vogelhäuschen. Bei allen Hobbys geht es darum, im Gehirn die Zentren für Kreativität anzuregen. Durch die Ausübung eines Hobbys entstehen neue neuronale Verbindungen zwischen verschiedenen Hirnregionen. Wer zum Beispiel schon als Kind ein Instrument lernt, hat es später oft leichter mit der Mathematik. Wenn Sie neue Wörter lernen, um Ihre Freunde beim Scrabble zu schlagen, werden im Sprachzentrum des Gehirns neue Gehirnzellen gebildet. Finden Sie also heraus, was Ihnen wirklich Freude bereitet, und machen Sie es zu Ihrem Hobby.

SPIELEN SIE RATESPIELE

Rate- und Quizspiele sind eine tolle Methode, um herauszufinden, wie gewandt Ihr Gehirn ist. Wenn Sie in den hintersten Schubladen und in den verstaubten Ecken Ihres Gedächtnisses nach Lösungen suchen, laufen Ihre kleinen grauen Zellen auf Hochtouren. Sie können sich auch ein Ratespiel kaufen, auf allen Karten die Antworten lesen und dann überprüfen, wie gut Sie sich an das eben Gelernte erinnern. Lesen Sie die Karten immer wieder, spielen Sie gegen sich selbst und beobachten Sie dabei Ihre Fortschritte.

Ratespiele stärken zwar auch das Gedächtnis, doch der größere Nutzen liegt laut einer neueren Studie darin, dass das Gehirn bei jeder richtigen Antwort Dopamin ausschüttet, jedoch ohne negativen Folgen (wie etwa beim Glücksspiel). Ein paar Rätsel- oder Quizrunden bessern also Ihre Laune und Ihre innere Einstellung.

BADEN SIE IN LAVENDEL

Sicher kennen Sie das: Nach einem anstrengenden Tag rumort es im Magen, Sie fühlen sich ausgelaugt und Ihr Gehirn läuft noch immer auf Hochtouren wie ein überhitzter Motor. Kurz: Sie sind total gestresst. Und Stress ist, wie bereits erwähnt, Gift für das Gehirn, ja sogar für den ganzen Körper. Um runterzukommen und den Geist zu entspannen, gibt es nichts Besseres als ein warmes Lavendelbad. Außerdem sorgt es für erholsamen Schlaf. Etwas Lavendelöl in einem heißen Bad vor dem Zubettgehen und ein paar Tropfen Lavendelöl auf einem Tuch unter dem Kopfkissen können eine sehr entspannende Wirkung haben. Wenn man an Lavendelöl riecht, verlangsamt sich einer Studie zufolge der Pulsschlag, der Blutdruck sinkt und man fühlt sich entspannter. Darüber hinaus verbessert sich dadurch auch die Stimmung.

SPIELEN SIE MIT IHREM HAUSTIER

Sind Sie gestresst? Dann gehen Sie eine Runde mit Ihrem Hund raus. Die zahlreichen Studien, die die positiven Auswirkungen von Haustieren auf unser Leben untersuchen, stimmen alle darin überein, dass den Tieren beim Abbau von Stress eine wichtige Rolle zukommt. Wenn Sie mit Ihrem Tier einfach nur kuscheln oder spielen, sei es ein Hund, eine Katze, ein Hamster oder ein Kanarienvogel, werden im Gehirn beruhigende Stoffe ausgeschüttet, die für Entspannung sorgen. Fische in einem Aquarium zu beobachten, hat eine vergleichbare Wirkung. Die beruhigende Wirkung von Haustieren ist so groß, dass viele Ärzte Patienten, die im Beruf oder zu Hause unter starkem Stress stehen, als therapeutische Maßnahme empfehlen, täglich mit ihrem Haustier zu spielen. Wenn Sie Ihrer verspielten Katze eine Viertelstunde lang ein Wollknäuel zuwerfen, können Sie auf herrliche Weise den Stress eines anstrengenden Tages im Büro abstreifen (und das kostet nicht einmal etwas). Was für ein Haustier Sie auch haben – verbringen Sie Zeit mit ihm und freuen Sie sich an seiner Gesellschaft. Reden Sie mit ihm. Streicheln Sie es. Kraulen Sie es hinter den Ohren. Spüren Sie als Herrchen oder Frauchen das enge Band zwischen Mensch und Tier und dann sehen Sie, wie Ihre Sorgen sich in Luft auflösen. Auch der stressigste Tag kommt nicht gegen einen Hundewelpen an, der schwanzwedelnd um Sie herum wuselt.

MACHEN SIE TAI CHI

Tai Chi ist zwar seinem Wesen nach eine traditionelle chinesische Kampf-kunst, doch in der Praxis ist es heute mehr Kunst als Kampf. Beim Tai Chi vollführt man bestimmte Abfolgen langsamer, fließender Bewegungen, die von speziellen Atemmustern begleitet werden. Weil diese Bewegungen nur eine geringe Belastung für die Gelenke darstellen und auch abgeändert werden können, eignet sich Tai Chi besonders gut für Menschen mit körperlichen Einschränkungen, für ältere Menschen oder für Leute, die lieber etwas sanfter trainieren als beim Turbo-Kickboxen im nächsten Fitnessstudio.

Forscher von der University of South Florida und der Fudan University in Shanghai haben kürzlich Personen untersucht, die dreimal pro Woche Tai Chi praktizieren. Dabei stellte sich heraus, dass die Gehirne dieser Probanden größer sind als die Gehirne von Leuten, die nicht Tai Chi üben. Außerdem schnitten die Tai-Chi-Praktiker bei Tests zur Gedächtnisleistung und zum Lernvermögen besser ab.

Studien haben ergeben, dass Tai Chi bei affektiven Störungen wie etwa Angstzuständen und Depressionen hilft, aber auch bei körperlichen Beschwerden wie Arthritis und Bluthochdruck. Außerdem stärkt es den Gleichgewichtssinn und die Beweglichkeit und sorgt für Entspannung. Weil man dabei eine Reihe komplexer Bewegungsabläufe lernt, bleibt das Gehirn auf Trab. Tai Chi erfordert vergleichsweise wenig Aufwand, hat aber große Auswirkungen auf das Gehirn.

FORDERN SIE IHR GEHIRN

Wenn wir älter werden, fällt es uns oftmals schwer, komplexen Diskussionen zu folgen, Rechenaufgaben zu lösen oder Denkaufgaben, bei denen räumliches Vorstellungsvermögen gefragt ist. Manchmal sind diese Schwierigkeiten ein erstes Anzeichen von Demenz, weitaus häufiger jedoch Folgen geistiger Inaktivität – Menschen mit solchen Problemen haben schlicht die entsprechenden Gehirnregionen nicht ausreichend trainiert. Wer geistig auf Zack bleiben will, muss wie ein Profisportler trainieren, ausdauernd und mit hohem Einsatz. Geistige Wachheit ist zu wichtig, um sich ihr nur halbherzig zu widmen. Entscheidend sind intensives Training und viel Übung. Sie müssen Ihr Gehirn wie einen Muskel behandeln und es regelmäßig fordern. Lesen Sie nicht irgendeinen Nullachtfünfzehn-Krimi, sondern lieber ein anspruchsvolles philosophisches Buch. Orientieren Sie sich mithilfe einer Karte, statt sich vom Navi leiten zu lassen. Versuchen Sie, die Softwareprobleme Ihres Computers selbst zu lösen, statt einen Fachmann kommen zu lassen. Vielleicht verflucht Ihr Gehirn Sie dafür, aber letztlich wird es Sie zufriedenstellen, dass Sie so schwere geistige Gewichte gestemmt haben.

AKTIV GEGEN MIGRÄNE

Wenn Sie unter Migräne leiden, sind das leider schlechte Nachrichten für Sie: Auf lange Sicht wirken sich Migräneanfälle erwiesenermaßen auf die Struktur des Gehirns aus. Eine dieser negativen Veränderungen besteht darin, dass im Gehirn neue Verknüpfungen entstehen, durch die wir den Schmerz stärker spüren (auch das noch!). Einige Studien haben auch gezeigt, dass Migräne zu Läsionen des Gehirns führen kann. Wenn Sie diese Auswirkungen vermeiden wollen, müssen Sie Ihre Migräneanfälle unter Kontrolle bringen. Sprechen Sie mit Ihrem Arzt darüber, welche Therapie für Sie am besten geeignet ist, und versuchen Sie, eventuelle Auslöser zu identifizieren, wie Allergien oder Stress, damit Sie sie nach Möglichkeit vermeiden können.

Aber auch zwei Nahrungsergänzungsmittel können Ihnen vielleicht helfen:

1. Die medizinische Fakultät der University of Maryland empfiehlt zur Behandlung schwerer Kopfschmerzen die Einnahme von Mutterkrautextrakt. Allerdings kann Mutterkraut Migräne nicht heilen, sondern wirkt nur vorbeugend oder abschwächend. Unter Umständen muss es mehrere Monate lang regelmäßig eingenommen werden, bis es seine volle Wirkung entfaltet. Wenn Sie es in Form von Kapseln oder Tabletten nehmen, lesen Sie sorgfältig die Packungsbeilage. Manche Produkte enthalten nur geringe Mengen an Mutterkraut. Besprechen Sie darüber hinaus mit Ihrem Arzt die richtige Dosierung.

2. Erste Studien liefern Hinweise darauf, dass die tägliche Einnahme einer hohen Dosis (400 mg) Riboflavin (Vitamin B2) Migräneanfällen vorbeugt. Die Forscher weisen allerdings darauf hin, dass diese Wirkung nur bei echten Migräneanfällen eintritt und bei solchen Patienten am ausgeprägtesten ist, die mindestens zwei Mal pro Monat an Migräne leiden. Riboflavinpräparate sind auch hoch dosiert erhältlich (bis zu 400 mg pro Kapsel). Sprechen Sie aber in jedem Fall mit Ihrem Arzt, bevor Sie Ihre Migräne mit Riboflavin behandeln.

SCHÜTZEN SIE SICH MIT SELEN

Selen ist nicht nur selbst ein starkes Antioxidans, sondern es fördert auch die antioxidierende Wirkung von Vitamin E. Und es schützt das Gehirn noch auf andere Weise. Über die Hälfte des Gehirns besteht aus Fetten. Wenn diese oxidieren, entstehen als Nebenprodukte freie Radikale, die schädlich für das Gehirn sind. Weil Selen diese Oxidation verhindert, beugt es altersbedingten Verfallserscheinungen vor und sorgt für eine Aufrechterhaltung der kognitiven Funktionen. Kurz: Selen tut Ihnen einfach gut!

Selen stärkt auch das Immunsystem, und einige Studien legen nahe, dass es im ganzen Körper die Blutzirkulation verbessert. Weil der Selenspiegel mit dem Alter sinkt, sollten ältere Menschen nicht nur auf eine selenreiche Ernährung achten, sondern auch zusätzlich Selen einnehmen. Für Selen gibt es keine empfohlene Tagesdosis, es kann jedoch ab 700 Mikrogramm (µg) pro Tag toxisch wirken.

Zu den Nahrungsmitteln, die Selen enthalten, gehören Brokkoli, Kohl, Sellerie, Gurken, Knoblauch, Zwiebeln, Niere, Leber, Hühnchen, Vollkornprodukte, Meeresfrüchte und Milch.

SPIELEN SIE TISCHTENNIS

Dr. Daniel G. Amen, Autor des Buches *Change Your Brain, Change Your Life* (dt. *Das glückliche Gehirn*), ist ein begeisterter Verfechter des Tischtennis, das in seinen Augen »der beste Gehirnsport überhaupt« ist. Er schreibt dazu: »Es ist schweißtreibend, beansprucht den ganzen Körper, fördert die Auge-Hand-Koordination sowie Reflexe und aktiviert mehrere Hirnregionen zugleich, während man den Flug des Balles verfolgt, den nächsten Schlag vorbereitet, strategisch vorausplant und überlegt, in welchem Winkel man den Ball anschneiden soll. Es ist wie Schach, nur mit viel Bewegung.« Amen verweist auch darauf, dass Tischtennis die zweitbeliebteste Vereinssportart der Welt ist und seit 1988 olympische Disziplin. Schnappen Sie sich also einen Schläger und probieren Sie es aus.

LESEN SIE

Was auch immer Sie lesen, Sie tun Ihrem Gehirn damit etwas Gutes. Einen Roman zu lesen, ist jedoch besonders gewinnbringend. Neurowissenschaftler der Emory University haben festgestellt, dass die Lektüre von Romanen gut für das Gehirn ist, weil dabei der Vernetzungsgrad innerhalb des Gehirns ansteigt. Lesen Sie, so viel Sie können, und greifen Sie bevorzugt zu Büchern, die Sie herausfordern. Bestseller mögen unterhaltsam sein, sind aber in intellektueller Hinsicht oft so anspruchsvoll wie ein Bilderbuch. Sie können dafür sorgen, dass Ihr Hirn sich verausgabt, indem Sie einen Klassiker lesen, mit dem Sie es schon immer einmal aufnehmen wollten, oder ein Sachbuch zu einem Thema, das Sie interessiert, über das Sie aber nichts wissen. Lesen Sie sorgfältig und versuchen Sie gezielt, so viel wie möglich im Gedächtnis zu behalten. Sprechen Sie mit Freunden über Ihre Lektüre; das hilft Ihnen dabei, sich das Gelernte anzueignen. Wenn Sie also Ihr Gehirn trainieren wollen, suchen Sie sich einen bequemen Sessel und nehmen Sie ein Buch zur Hand.

TRETEN SIE EINEM LESEZIRKEL BEI

Wenn Sie einen Lesezirkel besuchen, profitiert Ihr Gehirn in dreifacher Hinsicht. Die meisten Lesezirkel wählen anspruchsvolle Bücher aus und vereinbaren einen bestimmten Zeitraum für die Lektüre. Sie werden sehen: Es kann richtig Spaß machen, die Struktur eines Buches zu analysieren, die Themen, die Art der Figurencharakterisierung, die Handlung und viele andere Aspekte. Auch wenn das Neuland für Sie ist, wird diese Erfahrung dadurch für Sie nur noch interessanter und stellt eine größere Herausforderung dar. Außerdem trifft sich ein Lesezirkel zu Diskussionen, was bedeutet, dass Sie unter Leute kommen, tiefsinnige Gespräche führen und dabei allerlei Anregungen mitnehmen können – alles Dinge, nach denen Ihr Gehirn geradezu dürstet. Darüber hinaus bleiben Sie am Puls der Zeit und bekommen mit, was in der Welt passiert. Treten Sie einem Lesezirkel bei – damit schaffen Sie eine Win-win-win-Situation.

ACHTEN SIE AUF IHRE SPRACHE

Unsere Sprache ist voll von feststehenden Ausdrücken und Redewendungen, deren ursprüngliche Ausdruckskraft sich abgenutzt hat. Dazu gehören etwa:

- Mehr Glück als Verstand
- Auf den letzten Drücker
- Wie die Faust aufs Auge
- Die Kirche im Dorf lassen

Solche Floskeln sind langweilig und abgedroschen, und wer sie im Übermaß benutzt, kann sich ruhig mal was Besseres einfallen lassen. Trainieren Sie Ihr Gehirn, indem Sie sie sich vornehmen, solche Phrasen zu vermeiden und neuartige Metaphern und originelle Ausdrücke zu finden. Und vielleicht prägen Sie dabei selbst einen Ausdruck, der dann bei den geistloseren Zeitgenossen die Runde macht.

ERZÄHLEN SIE IHRE GESCHICHTE

Ihre Autobiografie zu schreiben, kann Ihnen sehr viel bringen: Sie halten Ihre Lebenserfahrungen fest, von denen auch Ihre Familie profitieren kann, und das Aufschreiben ist eine gute Übung für Ihr Gehirn. Wenn Sie sich vergangene Ereignisse in Erinnerung rufen, müssen Sie Ihr Gedächtnis anstrengen (vielleicht bringen Sie es auch auf Trab, indem Sie alte Fotoalben durchblättern oder alte Briefe wieder lesen), und beim Schreiben trainieren Sie Ihr visuelles und räumliches Vorstellungsvermögen. Expressives Schreiben, also ein Schreiben, das Gefühle zum Ausdruck bringt und erklärt, warum bestimmte Dinge auf eine bestimmte Art und Weise geschehen sind, hilft erfahrungsgemäß dabei, mit negativen Erlebnissen umzugehen. Wer so schreibt, wird weniger häufig von bösen Erinnerungen heimgesucht. Forscher vermuten, dass das Aufschreiben von Erlebnissen im Gehirn Platz für neue kognitive Tätigkeiten schafft. Studenten, die im Rahmen einer Studie ihre Lebenserfahrungen aufgeschrieben haben, konnten dabei viel über sich selbst lernen (was an ihrer Wortwahl zu erkennen war) und auch ihren Notendurchschnitt verbessern.

HALTEN SIE SIESTA

Zwar sollten wir zusehen, jede Nacht ausreichend Schlaf zu bekommen (nach Ansicht der meisten Ärzte mindestens acht Stunden), aber auch von einem kurzen Nickerchen tagsüber kann das Gehirn profitieren. Etliche Studien haben gezeigt, dass ein Schläfchen die Gedächtnisleistung verbessert. Wenn eine Erinnerung entsteht, wird sie zunächst im Hippocampus abgespeichert, doch geht sie dort leicht wieder verloren. Offenbar sorgt ein kurzer Schlaf dafür, dass die Erinnerungen in den Neokortex verschoben werden, wo sie fester verankert sind.

Studien konnten auch belegen, dass Menschen, die regelmäßig ein Schläfchen halten, schneller lernen. Forschungsergebnisse lassen vermuten, dass die rechte Gehirnhälfte während des Schlafes aktiver ist und die linke sich entspannt und eine Auszeit nimmt. Nach dem Aufwachen ist die linke Gehirnhälfte dann erfrischt und aufnahmebereit für Neues. Scheuen Sie sich also nicht, die Füße hochzulegen, die Augen zu schließen und für ein paar Minuten wegzudämmern.

TRINKEN SIE EINE TASSE KAKAO

Mit einer Tasse leckerem heißen Kakao können Sie sich an Wintertagen wunderbar aufwärmen. Aber auch Ihr Gehirn profitiert davon. In einer Studie, die die Forscherin Henriette van Praag mit ihren Kollegen am kalifornischen Salk-Institut für Biologie durchgeführt hat, stellte sich heraus, dass Epicatechin, einer der Inhaltsstoffe von Kakao, in Verbindung mit gymnastischen Übungen funktionale Veränderungen in einer Hirnregion hervorruft, die für das Lernen und das Erinnerungsvermögen zuständig ist. Epicatechin gehört zur Gruppe der Flavonole, von denen schon zuvor nachgewiesen worden war, dass sie das Herz-Kreislauf-System stärken und die Blutzufuhr zum Gehirn erhöhen (wodurch die grauen Zellen besser mit Nährstoffen versorgt werden und das Schlaganfallrisiko sinkt). Bei einer kürzlich in Italien durchgeführten Studie mit Probanden im Alter zwischen 61 und 85 Jahren schnitten jene, die regelmäßig Kakao tranken, bei Tests in Sachen Aufmerksamkeit und Gedächtnis besser ab als andere.

MACHEN SIE SICH KEINEN KOPF

Wir alle wissen, dass wir durch Grübeln keine Probleme lösen, und doch können wir es einfach nicht lassen. In schöner Regelmäßigkeit drehen sich unsere Gedanken dann im Kreis. Oft führt das zur bekannten Kampf-oder-Flucht-Reaktion, die den ganzen Körper stresst, vor allem das Gehirn. Etwa zwanzig Prozent der Erwachsenen haben mit Angststörungen zu kämpfen – sie sind geradezu zwanghaft mit Grübeln beschäftigt. Permanente Sorgen tragen auf Dauer zu psychischen Problemen bei. Wenn Sie in Grübeleien versinken, schüttet Ihr Gehirn vermehrt das Stresshormon Kortisol aus, das Gehirnzellen zerstören und zu Ausfällen des Gedächtnisses sowie zu Lernschwierigkeiten führen kann. Sie können Ihr Gehirn jedoch zu positivem Denken erziehen. Mithilfe der kognitiven Therapie kann man lernen, die eigenen Gefühle mittels positiver Gedanken zu beeinflussen. Das hilft dem rationalen Teil des Gehirns (dem Kortex), den irrationalen Teil (das limbische System) im Zaum zu halten. Wenn Sie erst denken und dann fühlen (oder zumindest lernen, schneller zu denken als zu fühlen), können Sie eine Menge Sorgen loswerden. Und von einem sorgenfreien Leben profitiert auch Ihr Gehirn.

TV – ABER OHNE TRASH

Um Ihren Geist pfleglich zu behandeln, ist es auf jeden Fall eine gute Maßnahme, weniger fernzusehen. Und wenn Sie sich etwas anschauen möchten, finden Sie eine reiche Auswahl an Sendungen, die informativ sind, bei denen Sie etwas Neues lernen können und die Ihr Denken anregen. All die stumpfsinnigen und langweiligen Shows, mit denen wir auf vielen Kanälen überschüttet werden, können Sie getrost vergessen. In Anlehnung an den Spruch »Du bist, was du isst« könnte man auch sagen: »Du bist, was du guckst«. Vermüllen Sie Ihr Gehirn nicht mit Sendungen, die einen ähnlichen Effekt wie Fastfood haben. Wählen Sie sorgfältig aus, was Sie ansehen wollen, und beschränken Sie sich dabei auf Sendungen, die Ihr Gehirn beanspruchen und bei denen Sie dazulernen können. Dadurch schärfen Sie nicht nur Ihren Geist, sondern sammeln auch Stoff für das Gespräch mit anderen, wenn Sie in Gesellschaft sind.

ENTSCHEIDEN SIE SELBST

Das moderne Gesundheitswesen verleitet uns dazu, uns auf die Entscheidungen zu verlassen, die andere für uns treffen. Ständig kriegen wir von Fachleuten zu hören, was wir tun sollen. Um gesund zu werden, müssen wir uns nur ein neues Rezept ausstellen lassen. Es ist zwar völlig normal, sich an Experten zu wenden und sich helfen zu lassen, aber Sie sollten darauf achten, dabei nicht die Verantwortung für Ihre Gesundheit aus der Hand zu geben. Denn letztlich liegt es an Ihnen, die richtigen Entscheidungen zu treffen: wie Sie Ihr Leben leben wollen, was und wie viel Sie essen, was und wie viel Sie trinken, wie Sie Ihren Beruf und Ihre Freizeit gestalten. Wenn Sie ein ungesundes Leben führen, können Sie die Folgen vielleicht durch ein paar bunte Pillen wieder ausbügeln, aber sinnvoller ist es, innezuhalten und darüber nachzudenken, warum Sie so leben. Machen Sie sich bewusst, wie komplex Ihr Leben ist und wie alle Bestandteile Ihrer Persönlichkeit – Körper, Geist, Gefühlsleben und Denken – zusammenwirken. Bei anderen können Sie sich die Informationen holen, die Sie brauchen, um die richtigen Entscheidungen zu treffen. Die Verantwortung liegt jedoch letztlich bei Ihnen allein, und Sie entscheiden selbst, was gut für Ihr Gehirn ist und was nicht.

SCHÜTZEN SIE IHRE OHREN

Lärm empfinden wir nicht nur als störend, sondern er kann auch Schäden am Gehirn verursachen. Neben dem fortschreitenden Alter ist es auch der Lärm, der unser Hörvermögen einschränkt. Je mehr Lärm wir ausgesetzt sind, desto größer ist die Wahrscheinlichkeit, dass wir schlecht hören. Doch es kommt noch schlimmer. Forscher an der Johns Hopkins University haben herausgefunden, dass Menschen mit eingeschränktem Hörvermögen ein dreißig bis vierzig Prozent höheres Risiko haben, einen Teil ihrer kognitiven Fähigkeiten einzubüßen. Menschen mit einem Hörschaden verlieren in höherem Maß Gehirnsubstanz als Menschen, die gut hören. Auch muss das Gehirn von Menschen mit Hörschaden mehr leisten, weil es stärker beansprucht wird, wenn die Betroffenen Gesagtes verstehen und verarbeiten wollen. Auch das kann Stress verursachen. Noch steht nicht fest, ob Hörgeräte die Wahrscheinlichkeit einer Demenzerkrankung verringern können. Fest steht jedoch, dass Sie Ihre kostbaren Ohren schützen sollten! Wenn Sie länger als fünfzehn Minuten pro Woche einem Lärmpegel von über 105 Dezibel ausgesetzt sind, schadet das Ihren Ohren. Ein Lärmpegel über 80 Dezibel wirkt sich schädlich aus, wenn Sie ihm regelmäßig ausgesetzt sind (mehrere Stunden pro Tag). Die Lautstärke eines Gabelstaplers liegt bei etwa 90 Dezibel, also kann Ihr Gehör Schaden nehmen, wenn Sie in einem Lager arbeiten und keinen Gehörschutz verwenden. Es gibt jedoch ein paar einfache Methoden, um das Gehör zu schützen:

- Verwenden Sie Ohrstöpsel oder einen Gehörschutz, wenn Sie Lärm ausgesetzt sind.
- Machen Sie leiser – drehen Sie die Lautstärke herunter, wenn Sie Musik hören, fernsehen oder ähnliches.
- Gönnen Sie Ihren Ohren eine Pause – Stille ermöglicht Ihrem Gehör, sich zu erholen. Ohne regelmäßige Phasen der Stille droht Ihnen ein dauerhafter Hörschaden.

SCHLIESSEN SIE DIE AUGEN

Um die Welt zu verstehen, stützt sich Ihr Gehirn auf Ihr Sehvermögen. Weil jedoch die visuelle Wahrnehmung ein sehr komplexer Vorgang ist, verbindet das Gehirn unvollständige Informationen mit Vorstellungen von dem, was es zu sehen erwartet, zu einem Bild von der äußeren Welt. Wen wundert's, dass es dabei immer mal wieder etwas falsch versteht. In einer Studie wurde festgestellt, dass Teilnehmer, denen die Augen verbunden wurden, verstärkt die anderen Sinne einsetzten. Sie lernten schnell, sich auch ohne die Hilfe des Sehvermögens in einer unbekannten Umgebung zurechtzufinden, indem sie sich auf ihr Gehör sowie den Geruchs- und Tastsinn stützten. Bei einer anderen Studie wurde beobachtet, dass sich bei Teilnehmern, die neunzig Minuten lang mit verbundenen Augen ruhig dasaßen, das Hörvermögen verbesserte. Andere Forschungen legen nahe, dass Gedächtnisleistung, motorische Fähigkeiten und problemlösendes Denken gefördert werden, wenn wir Dinge mit verbundenen Augen tun. Sollten Sie jetzt also blinde Kuh spielen und dabei das Gemüse fürs Abendessen schnippeln? Lieber nicht. Aber Sie können regelmäßig Ihr Gehirn stimulieren, indem Sie die Augen schließen und die anderen Sinne die Arbeit machen lassen.

DENKEN SIE GANZHEITLICH

Zwar sprechen wir hier die meiste Zeit vom Gehirn, doch eigentlich dürfen wir es nicht isoliert betrachten. Es steht mit dem Rest des Körpers in Verbindung: Lunge, Leber, Milz, Knochen, Blut – mit allem, was uns ausmacht. Jeder Teil des Körpers arbeitet mit allen anderen zusammen. Das Gehirn gehört zu den wichtigsten Organen des menschlichen Körpers, steht aber nicht alleine. Um das Gehirn gesund zu erhalten, ist es ratsam, die eigene Person ganzheitlich zu betrachten. Wie der Musiker Mick Fleetwood einmal sagte: »Ich halte mich fit, treibe Sport, ernähre mich gut, trinke nie einen über den Durst, und all das aus der ganzheitlichen Einstellung heraus, dass wir diesem Vehikel, mit dem wir durch die Welt laufen, ordentlichen Respekt schulden.« Recht hat der Mann!

MACHEN SIE DIE FENSTER AUF

Sehen Sie zu, dass Ihre Wohnung oder Ihr Haus immer ordentlich gelüftet sind. Öffnen Sie die Fenster, wann immer es geht, oder verwenden Sie Abluftventilatoren oder einen Luft-Wärmetauscher, der durch die eine Leitung frische Luft hereinholt und durch die andere verbrauchte Luft hinausleitet. Und stellen Sie sicher, dass alle Öfen und Heizkörper einen Abzug nach draußen haben. Wenn Sie Ihre Räume stets fest geschlossen halten, verhindern Sie damit nicht nur das Abziehen von Schadstoffen, sondern erhöhen auch Ihr Risiko, am sogenannten Sick-Building-Syndrom zu erkranken, einem ganzen Bündel von Symptomen, die mutmaßlich mit den Raumkonditionen in den jeweiligen Gebäuden zu tun haben. Dazu gehören Beeinträchtigungen des Gehirns wie Benommenheit, Erschöpfung und Konzentrationsschwierigkeiten. Ermutigen Sie auch Ihre Bürokollegen, regelmäßig zu lüften. Falls das nicht geht – in vielen Bürogebäuden lassen sich die Fenster nicht öffnen –, machen Sie zwischendurch immer wieder kurze Pausen und gehen Sie hinaus, um frische Luft zu schnappen.

VIELFALT IM SOZIALLEBEN

Je mehr enge soziale Beziehungen wir pflegen – so die Erkenntnis der Forschung –, desto besser ist unsere allgemeine körperliche und geistige Verfassung und desto leistungsfähiger sind wir. Der Begriff »soziale Beziehungen« ist hier sehr weit gefasst und reicht vom täglichen kurzen Telefonat mit Familienangehörigen über regelmäßige Treffen mit engen Freunden bis zum Besuch des Gottesdienstes am Sonntag. Wie die Forschungsgruppe »Alternde Gesellschaft« der MacArthur Foundation herausgefunden hat, gibt es zwei wichtige Faktoren, die dazu beitragen, dass ältere Menschen sich wohlfühlen: häufige Treffen mit Freunden und die Teilnahme an Treffen von Vereinen o. Ä. Je wichtiger der eigene Beitrag bei diesen Treffen und Terminen ist, desto größer der Nutzen für die Gesundheit. Der Austausch sollte sich dabei aber nicht nur auf Personen beschränken, die aus dem selben Holz geschnitzt sind wie wir. Studien zeigen, dass wir umso mehr profitieren, je unterschiedlicher die Menschen in unserem näheren Umfeld sind. Die jüngere psychologische Forschung hat ergeben, dass unser Gehirn im Grunde furchtbar träge ist (weshalb es sich auch gern auf Klischees ausruht). Wenn wir es mit größtmöglicher Diversität konfrontieren, können wir es also in Bestform halten.

SEIEN SIE AUFMERKSAM

Viele Menschen beschäftigen sich nur dann wirklich konzentriert mit etwas, wenn sie es unbedingt müssen, alles andere lassen sie mehr oder weniger an sich vorbeirauschen. Die mangelnde Fähigkeit, sich zu konzentrieren, führt dann zu Problemen, wenn wir Informationen verarbeiten und im Gedächtnis abspeichern wollen oder Aufgaben abschließen müssen. Wenn wir dagegen unsere ganze Aufmerksamkeit auf ein bestimmtes Projekt, eine bestimmte Aufgabe oder Tätigkeit richten, trainieren wir damit die Fähigkeiten unseres Gehirns, Informationen aufzunehmen, zu ordnen und zu behalten. Konzentrieren wir uns wirklich voll und ganz auf etwas, bleibt unser Gehirn aufgeweckt und beweglich. Aber was heißt es eigentlich, sich zu konzentrieren?

Das Gehirn kennt drei Arten der Aufmerksamkeit:

1. Selektive Aufmerksamkeit: Die Aufmerksamkeit gilt einer einzigen Tätigkeit, und alle anderen Reize werden ausgeblendet. Beispiel: Feilen der Fingernägel.
2. Geteilte Aufmerksamkeit: Die Aufmerksamkeit gilt mehreren Reizen. Beispiel: Überqueren einer Straße. Dabei müssen wir darauf achten, wohin wir gehen, und gleichzeitig herannahende Autos im Blick haben (in Wirklichkeit springt unser Gehirn zwischen diesen Tätigkeiten hin und her).
3. Fokussierte Aufmerksamkeit: Konzentration auf eine Aufgabe über einen längeren Zeitraum. Beispiel: Verfassen eines langen Berichts, ohne die Arbeit daran zu unterbrechen.

Die meisten Menschen meinen die fokussierte Aufmerksamkeit, wenn sie davon berichten, Konzentrationsschwierigkeiten zu haben. Untersuchungen belegen, dass alle drei Arten der Aufmerksamkeit am besten durch praktische Anwendung trainiert werden. Überqueren Sie also Straßen, feilen Sie sich die Nägel und schreiben Sie Ihre Berichte, ohne sich bei irgendetwas ablenken zu lassen – weder vom Smartphone noch von der Fernbedienung noch vom kläffenden Hund Ihres Nachbarn.

ÄTHERISCHE ÖLE

Ätherische Öle sind Destillate oder Extrakte von Pflanzen, die jeweils eine spezifische wohltuende Wirkung haben. Ätherische Öle können dem Gehirn guttun, weil sie beruhigend und stressmindernd wirken. Besonders beliebt sind Lavendel, Salbei, Sandelholz, Weihrauch und Kamille. Zünden Sie eine Duftkerze an, verteilen Sie Duftpotpourris im Haus oder geben Sie ein paar Tropfen eines ätherischen Öls auf Ihr Kopfkissen oder ins Badewasser. Pflanzliche Düfte eignen sich am besten, denn Gerüche von Lebensmitteln können Hunger auslösen. Vermeiden Sie scharfe oder saure Düfte – wie etwa den von Zitrone –, denn sie könnten aufmunternd statt beruhigend wirken. Probieren Sie ruhig eine Weile herum, bis Sie den Duft finden, der zu Ihnen passt.

In folgenden Fällen sollten Sie ätherische Öle nur nach Rücksprache mit Ihrem Arzt verwenden:

- Wenn Sie schwanger sind
- Wenn Sie an Allergien leiden
- Wenn Sie in ärztlicher Behandlung sind
- Wenn Sie homöopathische Mittel nehmen
- Wenn Sie chronische oder schwerwiegende gesundheitliche Probleme haben, wie etwa ein Herzleiden

Bei kleineren oder kurzzeitigen Problemen (depressive Verstimmungen, innere Anspannung) kann Aromatherapie dagegen bedenkenlos angewandt werden. Beachten Sie dabei jedoch folgende Sicherheitsregeln:

- Wenden Sie ätherische Öle nur äußerlich an und geben Sie sie nicht in die Augen.
- Wenden Sie ätherische Öle nicht bei Kindern an.
- Bewahren Sie die Öle außerhalb der Reichweite von Kindern auf.
- Tragen Sie die Öle nicht unverdünnt auf die Haut auf.

FLIRTEN SIE

Wenn Sie jemanden attraktiv finden, reagieren auch bestimmte Hirnregionen äußerst positiv, nämlich die, in denen der Neurotransmitter Dopamin in besonders hohen Mengen auftritt (so die Feststellung von Dr. Daniel G. Amen, dem bereits mehrfach zitierten Autor von *Change Your Brain, Change Your Life*, dt. *Das glückliche Gehirn*). Dann kursiert in Körper und Gehirn eine zusätzliche Portion Dopamin und sorgt für Wohlbefinden. Auch der Hirnstamm wird aktiv und schüttet Phenylethylamin aus, das den Informationsaustausch zwischen den Nervenzellen beschleunigt. »Das Zusammenspiel von Dopamin und Phenylethylamin erklärt, warum uns in Gegenwart einer Person, zu der wir uns hingezogen fühlen, ›heiß und kalt‹ wird und unser Herz schneller schlägt. Anziehungskraft kann wie eine Droge wirken«, so Dr. Amen.

Was hat all das mit Flirten zu tun? Nun, wir flirten mit Menschen, zu denen wir uns hingezogen fühlen (und hoffen auf positive Resonanz). Das Schöne am Flirten ist, dass Sie damit nichts riskieren. Wenn Sie versuchen, ein Gespräch anzufangen, und Ihr Gegenüber darauf nicht reagiert, ist das keine große Sache. Doch wenn Ihre Flirtversuche auf Gegenliebe stoßen, kommen die Lustzentren Ihres Gehirns langsam auf Betriebstemperatur. Das spornt Sie an, sich weiter vorzuwagen, was wiederum zu einem Anstieg des Dopamins führt. Und schließlich sind Sie der glücklichste Mensch der Welt. Also flirten Sie ruhig ein bisschen mehr. Das ist auf jeden Fall gut für Ihr Gehirn.

GEHEN SIE IN DIE SONNE

Man darf niemals, niemals, niemals in die Sonne gehen, ohne sich vorher eingecremt zu haben. Stimmt doch, oder? Nun ja, vielleicht nicht ganz. »Die Bemühungen zur Vermeidung von Hautkrebs haben möglicherweise unerwünschte Konsequenzen«, so Diane Welland in einem Artikel im *Scientific American*. Vitamin D erhöht die Effektivität von Neurotransmittern, und am leichtesten kann man es dem Körper verschaffen, indem man die Sonne ranlässt. Wenn wir uns jedoch dick mit Sonnenschutz eincremen, bildet der Körper kaum noch Vitamin D. Wer also immer und überall einen Lichtschutzfaktor verwendet, bringt damit unter Umständen sein Gehirn in Schwierigkeiten.

In einer gemeinsamen Studie stellten mehrere europäische Wissenschaftler fest, dass Personen mit einem Mangel an Vitamin D bei etlichen Tests nicht besonders gut abschnitten. Je weniger Vitamin D sie im Körper hatten, desto schlechter waren ihre Leistungen.

Der menschliche Körper bezieht Vitamin D aus zwei Quellen: aus der Ernährung und durch das Sonnenlicht. Vitamin D gilt als »Sonnenvitamin«, weil der Körper es selbst herstellt, wenn die Haut dem Sonnenlicht ausgesetzt ist. Mit dem Alter nimmt die Fähigkeit zur Synthese von Vitamin D durch Sonneneinwirkung allerdings ab. Daher müssen besonders ältere Menschen auf eine ausreichende Versorgung achten. Zu den Nahrungsmitteln, die reich an Vitamin D sind, gehören entsprechend angereicherte Lebensmittel (z. B. Säfte oder Frühstücksflocken), dazu Lachs, Thunfisch, Pilze und Makrelen.

Weil Vitamin D fettlöslich ist, kann es in großen Mengen toxisch wirken. Gesundheitsschädliche Mengen an Vitamin D im Körper sind in der Regel die Folge von Nahrungsergänzungsmitteln, nicht der Ernährung oder von zu viel Sonnenlicht. Wenn Sie ein Ergänzungsmittel nehmen, das Vitamin D enthält, achten Sie darauf, dass es nicht mehr enthält, als Sie nach Ihrem individuellen Bedarf brauchen. Die Höchstdosis für Vitamin D liegt für Kinder und Erwachsene bei 50 Mikrogramm (µg) pro Tag. Für Kleinkinder ist kein Höchstwert definiert.

REGELMÄSSIGE MAHLZEITEN

Sie müssen Ihr Gehirn den lieben langen Tag mit Nährstoffen versorgen. Wenn Sie Mahlzeiten ausfallen lassen, kann das Ihren gesunden Lebensstil erheblich beeinträchtigen. Wenn Sie lange nichts zu sich genommen haben, werden Sie unter Umständen so hungrig, dass Sie bei der nächsten Mahlzeit mehr essen, als Ihnen guttut, und wahrscheinlich essen Sie auch weniger gesund als sonst. Mahlzeiten auszulassen kann sich negativ auf Produktivität, Konzentrationsfähigkeit und die Energievorräte des Körpers auswirken. Weil Ihr Gehirn Glukose als Treibstoff braucht, verlieren Sie bei einem Mangel an Glukose Ihre Konzentrationsfähigkeit. Wenn Sie lange Zeit ohne Glukose auskommen müssen, kann Ihr Gehirn irgendwann nur noch daran denken, wie hungrig Sie sind, und Sie werden gereizt. Kennen Sie das: schlechte Laune, weil der Magen knurrt? Dann nehmen Sie sich Zeit für regelmäßige Mahlzeiten, und wenn Sie wollen, legen Sie Essenszeiten für sich fest.

ERNÄHRUNG IST ALLES

Man kann es nicht oft genug wiederholen: Unsere Ernährung wirkt sich unmittelbar auf die Leistungsfähigkeit unseres Gehirns aus. Einen Großteil der Nährstoffe, mit denen wir unseren Körper versorgen, verschlingt die Hirnaktivität. Wenn diese Nährstoffe nicht die richtigen sind, gerät sie aus dem Ruder.

Für eine Ernährung, die das Gehirn optimal versorgt, sollten Sie täglich Folgendes zu sich nehmen:

1. Sechs bis elf Portionen Getreideprodukte (z. B. Brot, Müsli, Reis oder Nudeln). Eine Portion entspricht 60 g Haferflocken, 30 g Nudeln oder Reis (ungekocht) oder einer Scheibe Brot.
2. Mindestens drei Portionen Gemüse. Eine Portion entspricht in der Regel 125 g, bei rohem Blattgemüse 250 g.
3. Mindestens zwei Portionen Obst. Eine Portion entspricht einer mittelgroßen Frucht oder etwa 125 g geschnittenem Obst.
4. Zwei oder mehr Portionen fettarmer oder fettfreier Milchprodukte wie Milch, Joghurt oder Käse. Eine Portion entspricht ungefähr 250 ml Milch bzw. Joghurt oder 50 g Käse.
5. Zwei bis drei Portionen fettarmes Fleisch, Geflügel, Fisch, getrocknete Bohnen, Eier oder Nüsse. Eine Portion entspricht 30 g fettarmem Fleisch, 40 g gekochten Bohnen oder 15 g Nüssen.
6. Achten Sie auf eine vielseitige Ernährung.
7. Essen Sie täglich mindestens drei ausgewogene Mahlzeiten.

Wenn es Ihnen nicht gelingt, alle diese Punkte zu berücksichtigen, können Sie auf Multivitaminpräparate oder Ergänzungsmittel mit Mineralstoffen zurückgreifen. Ergänzungsmittel dienen nicht dazu, bestimmte Lebensmittel oder gar ganze Mahlzeiten zu ersetzen, können jedoch das, was manchmal fehlt, ausgleichen. Fangen Sie mit einer Gruppe von Lebensmitteln an und nehmen Sie die anderen Schritt für Schritt dazu, sodass Sie nach und nach Ihren Ernährungsplan optimieren. Versuchen Sie, wenigstens die genannten täglichen Mindestmengen zu essen.

SEIEN SIE DANKBAR

Wenn Sie sich vor Augen führen, was Sie an Ihrem Leben lieben, kann das Ihrem seelischen Gleichgewicht einen enormen Auftrieb geben. Dankbarkeit ist gut für das Gehirn – ihr Ausdruck zu verleihen hilft dabei, gesund zu bleiben, sich weniger niedergeschlagen zu fühlen und Sorgen zu reduzieren. Das belegen zahlreiche Untersuchungen. Kürzlich kam eine Studie mit Personen, die an Depressionen und Angstzuständen leiden, zu dem interessanten Ergebnis, dass das Verfassen eines Dankesbriefes den seelischen Gesundheitszustand verbessern kann. Bei Probanden, die negative Begriffe verwendeten, waren die positiven Auswirkungen schwächer, was nahelegt, dass Dankbarkeit ihre Kraft besonders dann entfaltet, wenn sie positiv formuliert ist. Forscher vermuten, dass unsere Aufmerksamkeit von negativen Gefühlen wie Neid und Wut abgelenkt wird, wenn wir über das schreiben, wofür wir dankbar sind. Dadurch halten wir auch weniger an unangenehmen Dingen oder Erfahrungen fest. Sogar wenn wir unsere Dankbarkeit für uns behalten, wirkt sie sich positiv auf unseren geistig-seelischen Zustand aus. Die genannte Studie lässt zudem vermuten, dass sich dieser Effekt verstärkt, wenn wir uns regelmäßig unsere Dankbarkeit bewusst machen. Schreiben Sie fünf Dinge auf, für die Sie heute dankbar sind. Konzentrieren Sie sich auf das, was Sie im Leben glücklich und zufrieden macht. Damit gewöhnen Sie Ihr Gehirn daran, den Blick auf die Liebe und die schönen Erfahrungen im Leben zu lenken. Wenn Sie das eine Weile machen, werden Sie sehen, wie dadurch in Ihrem Gehirn eine positive Grundstimmung entsteht, die in Ihrem Leben im Laufe der Zeit Früchte tragen wird.

SPURENELEMENTE

Um reibungslos zu funktionieren, braucht unser Körper Spurenelemente wie Kobalt, Fluorid und Jod. Mineralstoffe, deren Anteil nur etwa vier Prozent des Körpergewichts beträgt, sind für das Gehirn unverzichtbar. Weil unser Körper sie nicht selbst herstellen kann und wir sie daher mit der Nahrung aufnehmen müssen, ist eine mineralstoffreiche Ernährung enorm wichtig. Es gibt Tausende Mineralstoffe und Spurenelemente, und obwohl mittlerweile bekannt ist, dass wir etliche davon brauchen (wie Kalzium, Kalium, Phosphor und natürlich Eisen), ist sich die Wissenschaft noch nicht sicher, wie viele erforderlich sind, um gesund und fit zu bleiben. Manche davon braucht unser Körper nur in geringen Mengen als Spurenelemente, und noch wurden nicht bei allen der Tausenden bekannten Mineralstoffe die Auswirkungen auf den menschlichen Körper untersucht.

Sicher ist jedoch, dass wir Spurenelemente brauchen, wie etwa jenes mit dem seltsam anmutenden Namen Molybdän. Zwar sind die erforderlichen Mengen sehr gering – die meisten Spurenelemente werden in Mikrogramm (μg) gemessen –, aber dennoch sind Spurenelemente sehr wichtig für einen gesunden Körper. Weil wir noch nicht genug über die für die Gesundheit benötigten Mengen wissen, gibt es für Spurenelemente keine empfohlenen Tagesdosen oder andere Referenzwerte für unbedenkliche und angemessene Mengen. Damit haben wir einen Grund mehr für eine gesunde, vielseitige und ausgewogene Ernährung, mit der wir sicherstellen, dass wir verträgliche und angemessene Mengen an Spurenelementen zu uns nehmen.

BRINGEN SIE IHR BLUT IN FLUSS

Mehrere kürzlich durchgeführte Studien haben gezeigt, dass Vinpocetin, ein Stoff, der aus Immergrün gewonnen wird, zu einer signifikanten Steigerung der Gedächtnisleistung und der Konzentrationsfähigkeit führen kann. Eine Studie, die jüngst in den *Annals of Medical and Health Sciences Research* veröffentlicht wurde, untersuchte Patienten mit kognitiven Einschränkungen. Dabei zeigte sich bei Probanden, die zwölf Wochen lang zweimal täglich 5 mg Vinpocetin einnahmen, eine Verbesserung von Gedächtnis und Konzentration. Wie andere hochwirksame Stoffe, die der Stärkung des Gehirns dienen, überschreitet auch Vinpocetin die Blut-Hirn-Schranke und kann so unmittelbar auf das Gehirn einwirken und die kognitiven Leistungen steigern. Vinpocetin ist auch deshalb so förderlich, weil es auf verschiedene Weisen wirkt. Es hat entzündungshemmende Eigenschaften, die Körper und Geist besser funktionieren lassen, und wirkt antioxidierend und gefäßerweiternd, was vermutlich die Ursache dafür ist, dass es die kognitiven Fähigkeiten verbessert. Untersuchungen mit bildgebenden Verfahren haben gezeigt, dass Vinpocetin die Blutzufuhr zum Gehirn erhöht, was besonders für Patienten mit zerebrovaskulären Erkrankungen eine Hilfe sein kann. Vinpocetin ist in Form von Nahrungsergänzungsmitteln erhältlich, wird jedoch in vielen Produkten mit anderen Stoffen kombiniert, um eine höhere Wirkung zu erzielen.

TANZEN SIE

Die University of Illinois hat zusammen mit anderen Institutionen in einer Studie untersucht, wie sich verschiedene Sport- und Bewegungsarten auf das Gehirn auswirken. Dabei wurden bei Teilnehmern, die dreimal pro Woche eine Stunde lang tanzten, Verbesserungen in einigen Regionen der weißen Gehirnsubstanz festgestellt (vor allem im Fornix, jener Hirnregion, die Geschwindigkeit und Gedächtnis kontrolliert). Bei Teilnehmern, die regelmäßig wanderten oder Dehnübungen machten, zeigte sich dagegen der für den Alterungsprozess typische Abbau der weißen Substanz. Tanzen hat sich als so förderlich für das Gehirn erwiesen, dass es mittlerweile auch in der Behandlung von Parkinson eingesetzt wird. Seit etwa zehn Jahren interessiert sich die Forschung zunehmend dafür, warum Tanzen dem Gehirn so guttut. Man vermutet, dass Musik die Belohnungszentren des Gehirns aktiviert, was zu Wohlbefinden und Stressreduktion führt, während die körperliche Bewegung neben anderen auch jene Hirnregionen anspricht, in denen Sensorik und Motorik gesteuert werden. Beim Tanzen werden also sehr viele Bereiche des Gehirns beansprucht, wodurch das Gehirn fit bleibt, weil das Gedächtnis und die Verbindungen zwischen den Nervenzellen gestärkt werden. Eine Studie hat gezeigt, dass von zahlreichen Sport- und Bewegungsarten (darunter Golf und Schwimmen) nur Tanzen das Risiko einer Demenzerkrankung verringert. Holen Sie also Ihre Tanzschuhe raus und dann ab aufs Parkett!

VERZINKEN SIE IHRE DNA

Zink spielt eine wichtige Rolle in einem Stoffwechselprozess, bei dem die schädlichen freien Radikale eliminiert werden. Außerdem stabilisiert und schützt es somit die Zellmembranen und sorgt für den Abbau von Blei, das durch Autoabgase und andere Stoffe ins Gehirn gelangt und die geistigen Funktionen beeinträchtigt. Zink ist Bestandteil Dutzender wichtiger Enzyme und auch ein Baustein von Insulin, das die Energieversorgung des Körpers reguliert, und es unterstützt die roten Blutkörperchen dabei, überschüssiges Kohlendioxid vom Körpergewebe in die Lunge zu transportieren, wo es mit der Atemluft ausgeschieden wird. Außerdem ist Zink unverzichtbar für den Bau von RNA und DNA, die für die Teilung, das Wachstum und die Ausbesserung von Körperzellen sorgen, einschließlich der Gehirnzellen. Zink ist unter anderem in Rindfleisch enthalten, in Hering, Meeresfrüchten, Schweinefleisch, Geflügel, Milch, Sojabohnen und Vollkorn. Die empfohlene Tagesdosis liegt für Erwachsene bei 15 mg, die Höchstmenge bei 40 mg pro Tag. Schwangere können zusätzlich 5 mg Zink pro Tag einnehmen, und Stillende sollten täglich 10 mg zusätzlich einnehmen.

FRÜHSTÜCKEN SIE

Das Frühstück ist nach Ansicht vieler Ernährungswissenschaftler die wichtigste Mahlzeit des Tages. Wenn Sie sich ordentlich ausgeschlafen haben, hat Ihr Körper acht bis zwölf Stunden lang keinen Nachschub an Nahrung oder Energie erhalten. Die wichtigste Energiequelle für den menschlichen Körper ist Glukose (Blutzucker), die durch Aufspaltung der in der Nahrung enthaltenen Nährstoffe entsteht. Indem wir essen, führen wir unserem Körper Glukose und damit Energie zu. Vor allem das Gehirn braucht eine regelmäßige Zufuhr an Glukose, weil diese sein Hauptenergielieferant ist. (Das Gehirn kann Glukose nicht speichern.) Daher sind wir am Vormittag leistungsfähiger und produktiver, wenn wir gefrühstückt haben.

Falls Sie Angst haben, Sie könnten zunehmen, wenn Sie regelmäßig frühstücken – keine Sorge, das Gegenteil ist der Fall. Wenn Sie ein gesundes, ausgewogenes Frühstück zu sich nehmen, tun Sie sich im Lauf des Tages leichter, Ihren Appetit zu zügeln. Ein sättigendes Frühstück hilft Ihnen, mittags und abends weniger zu essen. Forschungsergebnisse lassen auch darauf schließen, dass ein Frühstück, das fettarm und reich an Ballaststoffen ist, entscheidend dazu beiträgt, dass wir im Lauf des Tages insgesamt weniger Fett zu uns nehmen. Wenn Sie morgens eigentlich nichts hinunterbekommen, probieren Sie es zunächst mit einem leichten Frühstück, etwa mit einer Scheibe Vollkorntoast oder etwas Obst. Wenn Sie dann aus dem Haus gehen, nehmen Sie ein zweites Frühstück oder eine Zwischenmahlzeit mit, damit Sie sofort etwas essen können, wenn Sie hungrig werden. Hier ein paar Vorschläge für ein gesundes Frühstück:

- Müsli mit Obst und Magermilch
- Joghurt mit Obst oder fettarmem Müsli
- Vollkornbagel mit Erdnussbutter, dazu Orangensaft
- Kleiebrötchen, dazu eine Banane
- Haferflocken mit Rosinen oder Beeren
- Frühstückssmoothie (aus Obst und Magermilch)
- Ein gekochtes Ei und Grapefruitsaft

AMINOSÄUREN

Aminosäuren – organische Verbindungen, die der Körper zur Herstellung von Proteinen braucht – sind im menschlichen Stoffwechsel unverzichtbar. In der Diskussion um die richtige Ernährung erfahren sie zwar bei Weitem nicht so viel Beachtung wie Vitamine und Mineralstoffe, doch für unsere Gesundheit sind sie nicht weniger bedeutend, vor allem für das reibungslose Funktionieren des Gehirns. Hier sind einige der wichtigsten Aminosäuren, die dafür sorgen, dass wir geistig auf Zack bleiben:

- *Arginin.* Diese Aminosäure wird zum Teil in einen Stoff namens Spermin umgewandelt, der mutmaßlich die Gedächtnisleistung des Gehirns unterstützt. Altersbedingter Gedächtnisverlust geht oft mit niedrigen Sperminwerten einher.
- *Cholin.* Im Gehirn wird aus dieser Aminosäure der Neurotransmitter Acetylcholin hergestellt, der eine wichtige Rolle für das Gedächtnis spielt. Älteren Menschen wird oft die Einnahme von cholinhaltigen Ergänzungsmitteln empfohlen, weil der Körper mit steigendem Alter immer weniger Acetylcholin produziert, wodurch das Risiko wächst, dass die Gedächtnisleistung abnimmt. Cholin ist unter anderem in Blumenkohl und anderen Kohlarten enthalten, in Eiern und Erdnüssen, aber auch in Lecithinen.
- *Glutamin.* Diese Aminosäure ist die Vorstufe des Neurotransmitters γ-Aminobuttersäure (GABA). Sie hilft bei klarem Denken und fördert die geistige Wachheit, indem sie die Bildung von Glutaminsäure unterstützt, eines Stoffes, der Abfallprodukte des Stoffwechsels aus dem Gehirn abtransportiert.
- *Methionin.* Wie Glutamin trägt auch diese Aminosäure dazu bei, dass das Gehirn von schädlichen Stoffwechselabfallprodukten gereinigt wird. Es hat starke antioxidierende Wirkung und sorgt im Gehirn für die Reduktion von Schwermetallen wie etwa Quecksilber.

SINGEN SIE

Laut Daniel G. Amen *(Das glückliche Gehirn)* wird Singen schon seit Langem mit Intelligenz in Verbindung gebracht, mit Kreativität, der Fähigkeit zu tiefen Emotionen und einem guten Gedächtnis. Mittlerweile konnte bewiesen werden, dass wir eine Information besser behalten, wenn wir sie uns vorsingen oder mit einer Melodie oder einer eingängigen Tonfolge unterlegen. »Singen aktiviert den Schläfenlappen, eine Hirnregion, die vor allem bei Erinnerungsprozessen verstärkt beansprucht wird«, so Dr. Amen. Falls Sie nicht singen können, versuchen Sie es mit Summen – das hebt gleichfalls die Stimmung und stärkt das Gedächtnis. »Weil der Klang das Gehirn aktiviert«, so Dr. Amen, »fühlen wir uns lebendiger und unsere geistige Aktivität ist stärker mit dem Augenblick verbunden.«

Jüngere Forschungsergebnisse zeigen, dass Singen sowohl beruhigt als auch Glücksgefühle hervorruft, weil es die Ausschüttung von Neurotransmittern verursacht, die für Wohlbefinden sorgen. Und man weiß, dass Menschen Erinnerungen, die mit Singen verknüpft sind, auch dann noch abrufen können, wenn andere Teile des Gehirns durch eine Demenzerkrankung stark beschädigt sind. Einige Forschungsberichte legen nahe, dass Menschen, die regelmäßig singen, emotional stabiler sind, ein besseres Arbeitsgedächtnis haben und Informationen effizienter verarbeiten als Menschen, die nicht singen. Schmettern Sie also los – ob in der Dusche oder in einem netten Chor.

SEIEN SIE KREATIV

Normalerweise nutzen wir unser Gehirn zum Denken und zum Sammeln und Aufnehmen von Informationen. Kreativität geht jedoch weit darüber hinaus. Kreatives Denken entsteht, wenn wir entspannen und unserem Gehirn erlauben, neue Ideen hervorzubringen, neue Ansichten, neue Herangehensweisen. Oft ist davon die Rede, dass die rechte Gehirnhälfte die kreative Hälfte sei, doch die Schönheit kreativer Prozesse besteht darin, dass das ganze Gehirn beteiligt ist. Wenn sich unser Geist in einem Zustand kreativer Imagination befindet, vernetzen sich zahlreiche Hirnregionen. Eine kreative Tätigkeit stärkt nicht nur das Gehirn, sondern wirkt auch stressmindernd. Kreativ tätige Menschen sind meist glücklicher und mit ihrem Leben zufriedener als andere. Fordern Sie also Ihr Gehirn heraus, indem Sie es vom stumpfsinnigen Alltagsgeschäft befreien. Dann kann es den ganzen Zauber seiner Imaginationskraft entfalten.

VERSCHRUMPELT, ABER SÜSS

Obst enthält eine Vielzahl essenzieller Nährstoffe. Und je zahlreicher die Obstsorten, die Sie essen, desto größer auch die Bandbreite an Nährstoffen (darunter auch Mineralstoffe), die Sie zu sich nehmen. Wenn Sie jedoch ständig große Mengen frisches Obst zu Hause haben, verdirbt oft vieles, bevor Sie es essen können. Da schaffen Trockenfrüchte Abhilfe. Diese leckeren Köstlichkeiten sind das ganze Jahr über erhältlich, und Sie können sie problemlos überall mit hinnehmen und zwischendurch naschen, wenn Ihr Gehirn und Ihr Körper schlappzumachen drohen. Legen Sie sich einen Vorrat mit allen möglichen Sorten und Farben an, zum Beispiel Pflaumen, Feigen, Aprikosen, Rosinen, Kirschen und Mango. Denken Sie dabei jedoch stets daran, dass getrocknetem Obst das Wasser entzogen wurde und eine Portion Trockenobst daher um rund ein Viertel kleiner ist als eine Portion frisches Obst – weshalb man sich leicht zu viel davon genehmigt. Essen Sie nur ungezuckertes Trockenobst, und achten Sie darauf, dass es frei von Schwefel und Sulfiden ist. Schwefeldioxid, das bei Trockenobst gelegentlich als Konservierungsmittel verwendet wird, gilt zwar laut offiziellen Richtlinien in geringen Mengen als ungefährlich, kann jedoch bei Menschen, die besonders empfindlich darauf reagieren, Atemprobleme verursachen.

DAS GOLD DER INKAS

Quinoa, auch bekannt als das »Gold der Inkas«, enthält alle essenziellen Aminosäuren. Daher ist es das ideale Nahrungsmittel, um dem Gehirn etwas Gutes zu tun. Quinoa ist besonders reich an Lycin, einer Aminosäure, die für die Bildung und Ausbesserung von Körpergewebe unverzichtbar ist. Möglicherweise spielt es auch eine wichtige Rolle bei der Regulierung von Angstzuständen. Als Vollkorn trägt Quinoa dazu bei, die Leistungsfähigkeit des Gehirns zu steigern.

Quinoa ist ein wichtiger Lieferant von Mangan, Magnesium, Eisen, Kupfer, Phosphor und den B-Vitaminen, allen voran der Folsäure, ebenfalls ein essenzieller Nährstoff, der für die Bildung und Entwicklung von Körpergewebe gebraucht wird (und den der Körper aus der Nahrung oder aus Ergänzungsmitteln beziehen muss). Quinoa enthält auch Riboflavin – Vitamin B_2 –, das für eine reibungslose Energiegewinnung in den Körperzellen erforderlich ist. Für ein so kleines »Korn« (genau genommen sind es Samen) liefert Quinoa also eine erstaunliche Menge an Nährstoffen.

ANREGENDE MONOTONIE

Wenn Sie an der Steuererklärung zu verzweifeln drohen oder noch immer über dem Gespräch brüten, das Sie gerade mit Ihrem Chef hatten, dann suchen Sie sich eine monotone Tätigkeit – spielen Sie zum Beispiel Solitaire oder spülen Sie ab. Durch die Ablenkung holen Sie Ihr Gehirn aus der Negativschleife, und indem Sie einen Teil Ihres Gehirns mit einer sich wiederholenden Tätigkeit beschäftigen, ermöglichen Sie es seinen kreativen Regionen, sich der Lösung von Problemen zu widmen. Daher haben wir die besten Ideen oft, wenn wir unter der Dusche stehen oder an nichts Bestimmtes denken. Darüber hinaus fördert eine monotone Tätigkeit nicht nur die Kreativität, sondern wirkt auch beruhigend und stressmindernd.

RAUS MIT DEN GIFTEN

Es gibt viele Schadstoffe, zum Beispiel Pestizide, die auf den menschlichen Körper toxisch wirken und unter anderem die Nervenfunktion beeinträchtigen können (was bedeutet, dass sie äußerst schädlich für das Gehirn sind). Sollten Sie den Verdacht haben, dass Sie gefährlichen Dämpfen oder anderen toxischen Stoffen ausgesetzt waren, dann lassen Sie sich von Ihrem Arzt gründlich untersuchen und gegebenenfalls behandeln. Wenn Sie Ihren Körper (und Ihr Gehirn) von häufig vorkommenden Giften wie etwa Schadstoffen oder Haushaltschemikalien reinigen wollen, können Sie es mit verschiedenen natürlichen Heilmitteln, beispielsweise Leinsamen, Süßholz, Ginseng, Ginkgo, Aloe, Grapefruit-Pektin, Papaya, Rotulmenrinde, Alfalfa, Pfefferminze und Ingwertee probieren. Sie können die Wirkstoffe in Form von Kapseln zu sich nehmen oder entsprechende Tees zubereiten. Darüber hinaus können Sie Zitronenwasser trinken, intensiv Sport treiben, in die Sauna gehen, sich kräftig massieren lassen und auf eine ballaststoffreiche, entschlackende Ernährung achten. Wenn Sie in einer unbelasteten Umgebung Atemübungen machen, versorgen Sie Ihr Gehirn dadurch mit Sauerstoff. Und um Ihre Ernährung schadstoffarm zu halten, sollten Sie Obst und Gemüse immer gründlich waschen.

BALDRIAN STATT VALIUM

Baldrian *(Valeriana officinalis)*, auch das »Valium des neunzehnten Jahrhunderts« genannt (obwohl es in chemischer Hinsicht keinerlei Ähnlichkeiten mit Valium besitzt), wird überall auf der Welt als Beruhigungsmittel verwendet, und oftmals verordnet man es auch zur Behandlung von Schlafstörungen oder Angstzuständen. Manche Vertreter der Naturheilkunde verabreichen Baldrian gegen nervöse Anspannung und sogar gegen Panikattacken. Es gilt als ungefährliches, nicht abhängig machendes pflanzliches Beruhigungsmittel, und weil es Muskelkrämpfe löst, wird es oft in Kombination mit anderen pflanzlichen Heilmitteln zur Schmerzbehandlung eingesetzt. Wie genau funktioniert nun dieses Wundermittel Baldrian? Wissenschaftler vermuten, dass es die Konzentration von g-Aminobuttersäure (GABA) im Gehirn erhöht, die wiederum für die beruhigende Wirkung verantwortlich ist.

PETERSILIE

Petersilie enthält Vitamin C, Vitamin A, Vitamin K, Jod und Eisen – alles Nährstoffe, die das Gehirn braucht, um reibungslos zu funktionieren. Sie enthält sogar mehr Vitamin C als Zitrusfrüchte und eignet sich daher bestens, um Entzündungen zu bekämpfen. Petersilie ist außerdem reich an Flavonoiden, die für ihre antioxidierende Wirkung bekannt sind, was bedeutet, dass sie den Körper vor Schäden durch freie Radikale schützen. Die dunkelgrüne Farbe der Petersilie zeigt an, dass sie Chlorophyll enthält, das die antioxidierende Leistungskraft des Blutes erhöht. Am meisten wirkt sich Petersilie auf Nieren, Blase, Magen, Leber und Gallenblase aus, aber auch für das Gehirn ist sie eine Wohltat. Eine Studie, die kürzlich im *Journal of Nutrition* veröffentlicht wurde, stellt eine Verbindung zwischen Luteolin, einem in Petersilie enthaltenen Flavonoid, und der Leistungsfähigkeit des Gehirns her. Eine andere Studie konnte eine antidepressive Wirkung nachweisen. Wenn Sie also beim nächsten Restaurantbesuch einen Petersilienstängel auf Ihrem Teller vorfinden, schieben Sie ihn nicht beiseite – essen Sie ihn!

VITAMIN K

Unser Körper braucht Vitamin K in erster Linie zur Herstellung des Proteins Thrombin, das eine wichtige Rolle bei der Blutgerinnung spielt. Außerdem wirkt es bei der Herstellung anderer Proteine mit, die in Blut, Knochen und Nieren vorkommen. Möglicherweise hat es aber noch eine weitere Funktion, nämlich Alzheimer vorzubeugen. Eine Studie, die 2016 an der University of North Carolina durchgeführt wurde, legt nahe, dass Vitamin K den Kalziumstoffwechsel im Gehirn beeinflusst und so das Risiko verringert, an Alzheimer zu erkranken.

Vitamin K nehmen wir als einziges Vitamin nicht nur mit der Nahrung auf, sondern der Körper stellt es auch, mithilfe von Bakterien im Verdauungstrakt, selbst her. Weil Antibiotika bestimmte Bakterien im Verdauungstrakt abtöten, kann die Einnahme solcher Medikamente über einen langen Zeitraum hinweg zu einem Mangel an Vitamin K führen. Wenn Sie mit Antibiotika behandelt werden, kann es also sinnvoll sein, zusätzlich Vitamin K einzunehmen. Zwar gibt es keine Berichte über Schäden, die durch zu viel Vitamin K verursacht wurden, aber auch hier ist maßvoller Umgang sicher der beste Weg. Eine Tageshöchstdosis ist für Vitamin K nicht festgelegt.

Zu Lebensmitteln, die reich an Vitamin K sind, gehören Weizenkleie, Weizenkeime, Rinderleber, Eigelb, Brokkoli, Kohl und grünes Blattgemüse wie Spinat und Grünkohl oder die Blätter von Speiserüben.

PERSONAL TRAINER

Probieren Sie es ruhig einmal aus und engagieren Sie einen Personal Trainer. Oder lassen Sie sich zumindest einmal von einem *beraten*. Falls Sie Schwierigkeiten haben, sich zu motivieren, kann ein Personal Trainer eine große Hilfe sein. Wenn jemand Sie beobachtet, ist die Wahrscheinlichkeit höher, dass Sie das, was Sie sich vorgenommen haben, auch wirklich tun. Ein Personal Trainer sorgt nicht nur dafür, dass Sie regelmäßig trainieren, sondern er zeigt Ihnen auch, wie Sie Ihr Training so gestalten, dass Sie dabei das Maximum herausholen. In den meisten Fitnessstudios gibt es Trainer, die Ihnen ein Übungsprogramm auf den Leib schneidern und Sie anschließend bei der Durchführung unterstützen. Mit der Hilfe eines Personal Trainers können Sie sicherstellen, dass Sie die Übungen korrekt und im richtigen Tempo machen. Wenn Sie sich einen Personal Trainer leisten können, wird er oder sie Sie dazu animieren, Ihr Übungsprogramm durchzuziehen und immer noch eine kleine Schippe draufzulegen – was beides Ihrem Gehirn zugutekommt. Wenn Sie sich keine persönliche Betreuung leisten können, suchen Sie sich einen Partner, mit dem Sie gemeinsam trainieren und der Sie auf ähnliche Weise unterstützen kann.

VERLIEBEN SIE SICH

Wie Dr. Frank Lawlis in seinem Buch *The IQ Answer* schreibt, wird unser Gehirn stimuliert, wenn wir uns verlieben. »Wenn wir Schmetterlinge im Bauch haben, macht sich das unmittelbar im Gehirn und im Rest des Körpers bemerkbar. Das Immunsystem bekommt geradezu einen Schub und läuft auf Hochtouren, was uns besser vor Krankheiten schützt, und auch die Muskelkraft nimmt zu. Die Stimulierung der rechten Gehirnhälfte beflügelt die Kreativität, sodass auch Männer ihren Intellekt und ihre kreative Ader besser miteinander verbinden können.« Lawlis führt weiter aus, dass es dabei weniger auf die Art der Liebe ankommt als auf die Intensität unserer Gefühle. »Bekanntlich entwickeln sich Neugeborene dann besonders gut, wenn sie viel Liebe erfahren, während Babys, die keine Liebe bekommen, psychisch weniger robust sind. […] Es gibt Hinweise darauf, dass Menschen, die viel Liebe geben, in kognitiver Hinsicht am meisten profitieren.« Forschungsergebnisse haben gezeigt, dass Verliebtsein die Nerven über einen langen Zeitraum – bis zu ein Jahr lang – in überdurchschnittlichem Maß anwachsen lässt. Die Hormone, die dabei ausgeschüttet werden, sorgen offenbar für die Regeneration des Nervensystems und neues Wachstum.

HER MIT DEN HEIDELBEEREN

Zum Schutz des Gehirns gibt es kaum etwas Besseres als Heidelbeeren. Sie enthalten antioxidierende und entzündungshemmende Stoffe und können dabei helfen, einen Verlust des Kurzzeitgedächtnisses abzufangen. In einer Studie zu diesem Thema, über die das *Wall Street Journal* berichtete, stellte sich heraus, dass Heidelbeeren bei älteren Nagetieren größeren Einfluss auf die geistigen Fähigkeiten hatten als andere Pflanzen. Schon 100 g Heidelbeeren pro Tag reichen aus, um von der antioxidierenden Wirkung und den Anti-Aging-Eigenschaften der Beeren zu profitieren. Wenn Sie keine frischen bekommen, können Sie tiefgefrorene kaufen und für Smoothies verwenden. Oder Sie richten sie mit Joghurt und Walnüssen zu einem leckeren Snack an.

Wenn Sie lieber vergorenes Obst mögen, kommen Sie auch mit Heidelbeeren auf Ihre Kosten. Forscher von der University of Florida haben herausgefunden, dass Heidelbeerwein mehr antioxidierende Stoffe enthält als Weißwein und die meisten Rotweine. »Für Menschen, die ein Glas Wein trinken wollen, um ihre Gesundheit zu fördern, ist Heidelbeerwein eine gute, ja oft sogar die bessere Alternative zu Traubenwein«, so Wade Young, der Leiter der Forschungsgruppe.

Ihre Gesundheit wird es Ihnen danken: mit einem geringeren Risiko von Herzerkrankungen, einer strafferen und glänzenderen Haut sowie einer Menge extra Power fürs Gehirn.

AUF DIE WERTE KOMMT ES AN

Menschen, die sich über ihre Cholesterinwerte Gedanken machen, sorgen sich normalerweise um ihr Herz. Zu viel Cholesterin schadet aber auch dem Gehirn. Ein erhöhter Cholesterinspiegel führt erwiesenermaßen zu einem erhöhten Schlaganfallrisiko. Neuere Forschungen legen nahe, dass hohe Cholesterinwerte auch mitverantwortlich für Alzheimer und andere Demenzerkrankungen sind. Wenn Sie Ihre Cholesterinwerte kontrollieren wollen, bitten Sie Ihren Arzt um eine Blutanalyse einschließlich sämtlicher Lipoproteine, aus der nicht nur der Gesamtcholesterinwert hervorgeht, sondern auch die Werte der einzelnen Cholesterintypen. Denn auch wenn der Gesamtwert unbedenklich ist, können die Werte des (»guten«) HDL-Cholesterins und des (»bösen«) LDL-Cholesterins zu niedrig bzw. zu hoch sein. Ihr Gesamtcholesterinwert fällt in eine dieser drei Kategorien:

- Unbedenklich: unter 200 mg/dl
- Bedenklich: 200–239 mg/dl
- Erhöht: 240 mg/dl und höher

Wenn Sie hohe Cholesterinwerte oder andere Risikofaktoren aufweisen, wird Ihnen Ihr Arzt vermutlich cholesterinsenkende Medikamente verschreiben und zu fettarmer Ernährung und ausreichend Bewegung raten.

Ein unbedenklicher HDL-Wert ist einer der wichtigsten Faktoren, um einem Hirninfarkt vorzubeugen. Ein solcher Infarkt entsteht, wenn die Blutzufuhr zum Gehirn unterbrochen wird. Auch das Risiko einer Herzerkrankung sinkt, je niedriger der LDL-Spiegel und je höher der HDL-Spiegel ist.

HDL-Cholesterin:
- Gut: über 60 mg/dl
- Schlecht: weniger als 40 mg/dl

LDL-Cholesterin:
- Optimal: weniger als 100 mg/dl
- Normbereich: 100–129 mg/dl
- Bedenklich: 130–159 mg/dl
- Erhöht: 160–189 mg/dl

TRIGLYZERIDE

Triglyzeride sind Nahrungsfette, und eine erhöhte Konzentration dieser Moleküle im Blut stellt ein Risiko für Herzinfarkte und Schlaganfälle dar. Für das Gehirn sind daher normale Trigylzeridwerte am besten. Ermittelt werden sie bei der Analyse der Lipoproteine im Blut.

Für Triglyzeride gilt:

- Normal: weniger als 150 mg/dl
- Normal bis hoch: 150–199 mg/dl
- Hoch: 200–499 mg/dl
- Sehr hoch: 500 mg/dl und mehr

Der Schlüssel für eine Absenkung der Werte des (»bösen«) LDL-Cholesterins und der Triglyzeride liegt in der Ernährung. Nahrungsmittel, die zu erhöhten LDL-Werten führen, sorgen auch für höhere Werte bei Triglyzeriden. Eine Ernährung, die arm an gesättigten Fetten und Cholesterin ist, kann in Verbindung mit regelmäßiger Bewegung und Normalgewicht zu einer Senkung des Gesamtcholesterinwertes führen, und gleichzeitig zu einer Erhöhung des (»guten«) HDL-Cholesterins sowie einer Senkung des (»bösen«) LDL-Cholesterins und der Triglyzeride. Daher sollten Sie stets im Blick behalten, wie viel Cholesterin und wie viele gesättigte Fette Sie zu sich nehmen. In zahlreichen Lebensmitteln sind beide Stoffe enthalten. Cholesterin und die meisten gesättigten Fette stammen ausschließlich aus tierischen Produkten. Pflanzliche Lebensmittel sind zwar manchmal reich an Fetten oder ungesättigten Fetten, doch stets frei von Cholesterin. Nüsse zum Beispiel haben einen hohen Anteil an Fetten – die meisten davon ungesättigt –, sind jedoch frei von Cholesterin.

FASSEN SIE SICH EIN HERZ

Herz und Blutgefäße haben die Aufgabe, sauerstoffreiches und glukose-haltiges Blut in alle Regionen des Körpers zu transportieren. Wenn sie verstopft oder beschädigt sind, können sie das Gehirn nicht ausreichend mit Sauerstoff und Glukose versorgen. Herz-Kreislauf-Probleme können also zu Problemen mit dem Gehirn führen. Eine koronare Herzerkran-kung ist leichter zu vermeiden als zu behandeln. Auf Vorbeugung sollten Sie vor allem setzen, wenn in Ihrer Familie Herzerkrankungen verbreitet sind. Um das Risiko einer koronaren Herzerkrankung zu senken, ist vor allem regelmäßige, das Herz stärkende Bewegung wichtig (mindestens vier Mal pro Woche), sowie eine gesunde, fett- und cholesterinarme Er-nährung mit ausreichend Obst und Gemüse, das reich an Antioxidantien ist. Eine fettarme Ernährung zeichnet sich durch einen geringen Anteil an tierischen Proteinen und Gebratenem aus, enthält dafür jedoch viele Voll-kornprodukte und Gemüse. Gehen Sie sorgsam mit Ihrem Herzen um, und Ihr Herz wird sorgsam mit Ihrem Gehirn umgehen.

VORSICHT MIT BLEI

Blei stellt eine der größten Bedrohungen für Ihre Gesundheit dar. Dieses Metall, das früher standardmäßig in den Leitungen von Wohnhäusern verwendet wurde, kann in hohen Dosen zu schweren Schäden im Gehirn und sogar zum Tod führen. In geringen Dosen kann es bei Föten, Kleinkindern und Kindern Schäden am Nervensystem hervorrufen. Wasserleitungen aus Blei finden sich noch vereinzelt in alten und sehr alten Häusern. Ebenfalls betroffen sind unter Umständen Häuser mit Kupferrohren, die durch bleihaltiges Lötzinn verbunden sind. Alte Badezimmerarmaturen aus verchromtem Messing, das drei bis acht Prozent Blei enthält, sind gleichfalls bedenklich. Wenn Sie vermuten, dass Ihr Haus mit Blei kontaminiert ist, sollten Sie es entsprechend überprüfen lassen.

KNOBLAUCH

Knoblauch sorgt für ein gesundes und funktionierendes Gehirn: Er senkt den Cholesterinspiegel, trägt zur Blutverdünnung bei und stärkt das Immunsystem. Knoblauch enthält etliche Stoffe, die antioxidierend und entzündungshemmend wirken, weshalb er gelegentlich auch als Superfood gilt. Jüngere Forschungsergebnisse lassen vermuten, dass er auch der Vorbeugung von Alzheimer und Parkinson dient und Schädigungen des Gehirns, die durch Verletzungen oder Umweltbelastung entstehen, mindern (oder sogar reparieren) kann.

Frischen Knoblauch können Sie im Salat verwenden, indem Sie ihn hacken, zerquetschen oder durch eine Knoblauchpresse drücken (am besten zwei bis drei Zehen pro Tag). Sie können aber auch ganze Knollen im Ofen backen, oder Sie zerquetschen die Zehen und verwenden sie als Brotaufstrich.

MEHR KALIUM

Kalium ist ein Elektrolyt und interagiert vor allem mit seinen Gegenspielern Chlorid und Natrium. Es reguliert die Zu- und Abfuhr von Flüssigkeiten und Mineralstoffen in und aus Körperzellen. Außerdem sorgt es dafür, dass Sauerstoff ins Gehirn gelangt, wodurch das Gehirn besser funktioniert. Studien haben gezeigt, dass Kalium auch das Risiko von Bluthochdruck und Schlaganfall reduziert. Kalium spielt eine wichtige Rolle bei der Umwandlung von Blutzucker in Glykogen, der Form, in der Blutzucker in den Muskeln und der Leber gespeichert wird. Es ist in zahlreichen Lebensmitteln enthalten. Mögliche Ursachen für Kaliummangel sind chronischer Durchfall, Erbrechen, diabetische Azidose, Nierenerkrankungen oder die dauerhafte Einnahme von Abführmitteln oder Diuretika. In der Regel wird überschüssiges Kalium mit dem Urin ausgeschieden. Geschieht dies nicht, etwa aufgrund einer Nierenerkrankung, können Herzprobleme die Folge sein. Manche Fachleute empfehlen, zur Vorbeugung von Bluthochdruck viel Kalium zu sich nehmen – etwa 3500 mg pro Tag.

Eine fettarme und cholesterinarme Ernährung, die einen hohen Anteil an Lebensmitteln enthält, die reich an Kalium, Magnesium und Kalzium sind – wie Obst, Gemüse, Hülsenfrüchte und Milchprodukte –, wirkt erwiesenermaßen blutdrucksenkend. Zu den kaliumreichen Lebensmitteln gehören frisches Fleisch, Geflügel, Fisch, Feigen, Linsen, Kidneybohnen, schwarze Bohnen, Ofenkartoffeln (mit Schale), Avocados, Orangensaft, Zuckermelone, Bananen und gekochter Spinat.

SPIELEN SIE EIN INSTRUMENT

Dr. Daniel G. Amen berichtet, dass Studienplatzbewerber, die ein Instrument spielen, bei den Aufnahmetests an amerikanischen Universitäten im mündlichen Teil der Prüfung um 51 Prozent und im mathematischen Teil um 39 Prozent besser abschneiden als der Durchschnitt. »Beim Lernen eines Instruments entstehen im Gehirn neue Strukturen, und zahlreiche Regionen der Hirnrinde werden stimuliert. [...] Das Erlernen eines Instruments trägt – egal, in welchem Lebensalter – dazu bei, dass die vorhandenen Nervenzellen im Schläfenlappen aktiviert und neue gebildet werden. Und weil der Schläfenlappen dabei so intensiv stimuliert wird, wird er insgesamt leistungsfähiger«, so Dr. Amen. Eine andere von Dr. Amen zitierte Studie stellte fest, dass die meisten der Bewerber, die zum Medizinstudium zugelassen werden (66 Prozent), im College im Hauptfach Musik hatten.

STÄRKEN SIE IHR GEDÄCHTNIS

Unser Gedächtnis entsteht, indem Nervenzellen Verknüpfungen miteinander eingehen und Proteinmoleküle bilden, in denen die Gedächtnisinhalte gespeichert werden. Wenn wir uns etwas Neues merken, wie einen Namen oder eine Adresse, sind Tausende Nervenzellen daran beteiligt. Rufen wir einen solchen neuen Gedächtnisinhalt nicht innerhalb kurzer Zeit ab, verschwindet er bald darauf wieder. Aktivieren wir ihn jedoch häufig und rufen ihn regelmäßig ab, stabilisieren wir damit die Proteinmoleküle, in denen er gespeichert ist. Allein das Lesen dieser Worte hier hat Tausende elektrochemische Reaktionen in Ihrem Gehirn zur Folge. Das menschliche Gehirn wird oft mit einem Computer verglichen, doch seine Flexibilität und seine Fähigkeit zur Bildung neuer Verknüpfungen gehen weit über das hinaus, was Computer heute oder in absehbarer Zukunft leisten können.

Sie können Ihr Gehirn unter anderem stärken, indem Sie an der Verbesserung Ihres Gedächtnisses arbeiten. Lernen Sie ein paar Zeilen aus Ihren Lieblingsgedichten auswendig und versuchen Sie, sie eine Woche lang jeden Tag zu rezitieren. Lassen Sie keine Gelegenheit aus, um Ihre Gedächtnisleistung zu steigern, und nutzen Sie dabei die Möglichkeiten, die Ihnen der Alltag bietet. Wenn Sie etwa bei einer Veranstaltung oder anderen Gelegenheiten jemand Neuen kennenlernen, wiederholen Sie den Namen der Person im Stillen drei Mal und verwenden Sie ihn dann im Gespräch. Sehen Sie zu, dass Sie so viele Menschen wie möglich kennenlernen, und überprüfen Sie am nächsten Morgen, an wie viele Namen Sie sich erinnern können. Und freuen Sie sich, wenn Sie außerdem noch wissen, was die betroffene Person anhatte oder was sie beruflich macht.

PROBIEREN SIE DEN REGENWALD AUS

Die Pflanzen des Regenwaldes sind zwar nicht so bekannt und so gut erforscht wie jene, die in der traditionellen chinesischen oder indischen Medizin verwendet werden, doch auch sie besitzen zahlreiche heilende Eigenschaften. Hier sind einige der wichtigsten Heilpflanzen aus dem Regenwald, wie sie Leslie Taylor in ihrem Buch *Herbal Secrets of the Rainforest* aufführt:

- *Acerolakirsche.* Reich an Vitamin C. Sorgt für einen gesunden Blutkreislauf – und genau das braucht Ihr Gehirn!
- *Guarana.* Liefert Energie und hält gesund.
- *Suma* (Brasilianischer Ginseng). Unterstützt die Regulierung des Cholesterinspiegels und wird auch als allgemein gesundheitsförderndes Mittel verwendet.

Ein Viertel aller Medikamente enthält Substanzen aus Regenwaldpflanzen, und siebzig Prozent der Pflanzen, von denen bekannt ist, dass sie gegen Krebs wirken, wachsen ausschließlich im Regenwald. Im Regenwald mit seiner immensen und zum Teil noch unentdeckten biologischen Vielfalt liegt der Schlüssel zur künftigen Behandlung schwerer Krankheiten. Holen Sie also etwas Regenwald in Ihr Leben – Ihrem Gehirn tun Sie damit nur Gutes.

SCHLUSS MIT LIMONADE

Das Gehirn verbraucht einen Großteil der Glukose, die sich im Körper befindet, und zu viel oder zu wenig Glukose kann sich schädlich auf die Gehirnfunktionen auswirken. Wenn Sie eine Dose Limonade trinken, die zehn Teelöffel Zucker enthält, gelangt diese Menge an Zucker in den Blutkreislauf, der normalerweise nur vier Teelöffel Blutzucker enthält. Der Blutzuckerspiegel schießt also in die Höhe, weshalb die Bauchspeicheldrüse Alarm schlägt und eine große Menge Insulin ausschüttet, das dazu dient, den Überschuss an Blutzucker zu reduzieren. Dann wird ein Teil des Zuckers rasch in die Zellen transportiert, einschließlich der Gehirnzellen, und der Rest wird gespeichert oder zu Fettzellen umgebaut. Wenn das alles erledigt ist – nach etwa einer Stunde –, sinkt der Blutzuckerspiegel unter Umständen auf ein dramatisch niedriges Niveau. Dieses rasche Auf und Ab des Blutzuckerwertes kann das Gedächtnis beeinträchtigen und das Denken einschränken. Überlegen Sie es sich also gut, ob Sie wirklich zur Limonade greifen wollen, und glauben Sie nicht, künstlich gesüßte Limonade wäre weniger schädlich. Halten Sie sich lieber an Wasser oder Kräutertee.

HALTEN SIE IHRE SINNE WACH

Dr. Stephen Brewer, der ärztliche Leiter des Wellness-Resorts Canyon Ranch in Tuscon, Arizona, erklärte kürzlich in einem Interview, wie wichtig es ist, die Sinne zu stimulieren, um das Gehirn auf Trab zu halten. Er hat dafür unter anderem folgende Vorschläge:

- Hängen Sie zu Hause Ihre Bilder verkehrt herum auf. Das regt Ihr Gehirn dazu an, sie in Gedanken wieder umzudrehen.
- Versuchen Sie, sich mit geschlossenen Augen anzuziehen.
- Legen Sie gekochte Vanilleschoten auf Ihren Nachttisch. So wird Ihr Geruchssinn gleich nach dem Aufwachen angeregt.
- Verwenden Sie beim Kämmen oder Zähneputzen nicht die Hand, die Sie normalerweise verwenden.
- Führen Sie Selbstgespräche. Einer Studie zufolge verbessert das die Gedächtnisleistung.

LERNEN SIE FÜNF NEUE WÖRTER

Wie ein Sportler, der ausgiebig Dehnübungen macht und seine Muskeln aufwärmt, bevor er sich in ein schweißtreibendes Training stürzt, können auch Sie mit ein paar einfachen Wortschatzübungen Ihre Gehirnzellen aufwärmen und Ihren geistigen Motor in Schwung bringen. Das Spiel mit Wörtern macht Spaß und erweitert den Horizont. Nehmen Sie sich ein Wörterbuch und suchen Sie fünf Wörter, die Sie noch nicht kennen. Lernen Sie die Definitionen auswendig und denken Sie sich fünf Sätze aus, in denen Sie jeweils eines der Wörter verwenden. Versuchen Sie am nächsten Tag, sich an die Definitionen zu erinnern. Lernen Sie dann wieder fünf Wörter. Wenn Sie diese Art des Lernens nicht gewohnt sind, kann die Übung durchaus herausfordernd sein. Aber Sie wissen ja: Übung macht den Meister. Und wenn Sie dranbleiben, wird es Ihnen schon bald leichter fallen und Spaß machen, neue Wörter im Gedächtnis abzuspeichern.

WERDEN SIE KÜNSTLER

Laut einer kürzlich durchgeführten Studie fördert die Ausübung einer bildenden Kunst wie Malerei oder Bildhauerei die Interaktion zwischen vielen Regionen des Großhirns. Die Teilnehmer an der Studie waren alle kurz zuvor in den Ruhestand gegangen und nahmen Unterricht im Malen und Zeichnen. Die Forscher meinten, dass der schöpferische Akt wegen seiner positiven Auswirkungen auf das Gehirn »vielleicht ein wichtiges Instrument zur Vorbeugung chronischer Krankheiten bei älteren Menschen sein kann«. Darüber hinaus trägt künstlerische Betätigung zum Stressabbau bei, unabhängig von Alter und Talent.

VERSORGEN SIE IHR GEHIRN MIT KALZIUM

Sie wissen, dass Kalzium für starke Knochen und Zähne sorgt. Was die meisten Menschen jedoch nicht wissen: Auch für ein reibungsloses Funktionieren des Gehirns brauchen wir Kalzium. Es verbindet wichtige Proteine miteinander, die elektrische Signale im Gehirn weiterleiten. Ohne Kalzium käme die Gehirntätigkeit zum Erliegen.

Aber natürlich erfüllt Kalzium im menschlichen Körper noch zahlreiche andere wichtige Funktionen. Zusammen mit Vitamin D, Phosphor und Fluorid sorgt es für starke, gesunde Knochen. Vitamin D braucht der Körper, um Kalzium zu resorbieren. Eine geringe Kalziumzufuhr kann zu Osteomalazie (Knochenerweichung) und einem erhöhten Risiko von Osteoporose führen. Die Höchstdosis für Kalzium liegt für Erwachsene und Kinder bei 2500 mg pro Tag. Wenn Sie Kalzium als Nahrungsergänzung bis zu dieser Menge einnehmen, sind keine negativen Auswirkungen zu befürchten. Die Einnahme größerer Mengen über einen längeren Zeitraum hinweg kann jedoch zu Nierensteinen und einer eingeschränkten Nierenfunktion führen und die Resorption anderer Mineralstoffe wie Eisen und Zink verringern.

Zu den besten Kalziumlieferanten gehören Milchprodukte wie Milch, Käse und Joghurt. Auch einige dunkle Sorten von grünem Blattgemüse sind reich an Kalzium, etwa Brokkoli, Spinat, Kohl und Grünkohl. Weitere empfehlenswerte Quellen sind Fische, bei denen man die Gräten mitisst, wie etwa Sardinen, mit Kalzium angereicherte Sojamilch, Tofu mit Kalzium, geschälte Mandeln, gekochte getrocknete Bohnen, mit Kalzium angereicherte Frühstücksflocken und mit Kalzium angereicherter Orangensaft.

Die Analyse von 22 Studien ergab, dass die zusätzliche Einnahme von Kalzium bei Erwachsenen, die unter Bluthochdruck leiden, zu einer leichten Blutdrucksenkung führt, bei Menschen mit normalem Blutdruck jedoch kaum Auswirkungen zeigt. Die empfohlene Tagesdosis Kalzium liegt zwischen 1000 und 2000 mg. Fachleute raten dazu, doppelt so viel Kalzium wie Magnesium einzunehmen. Wenn Sie regelmäßig Kalzium einnehmen, sollten Sie darauf achten, auch die Magnesiumzufuhr zu erhöhen.

PLÄNE FÜR DEN RUHESTAND

Unser Gehirn muss trainiert werden, nicht anders als unsere Muskeln. Vielleicht haben Sie eine dieser Geschichten gehört, wie gefährlich es ist, in den Ruhestand zu gehen, ohne Pläne zu haben, was man mit all der vielen Zeit anstellen soll. Solche Geschichten passieren tatsächlich, und die Wissenschaft hat gezeigt, dass diese Gefahr nicht auf die leichte Schulter zu nehmen ist. Die meisten Aspekte des Berufslebens – der Kontakt mit anderen, die täglichen Herausforderungen, selbst das Pendeln – sind Anregungen für das Gehirn. Wenn wir in den Ruhestand gehen und uns keine Herausforderungen für Körper und Geist suchen, drohen körperlicher und geistiger Verfall. Studien haben auch gezeigt, dass die Wahrscheinlichkeit, an Alzheimer zu erkranken, umso geringer ist, je intellektuell anspruchsvoller der Beruf ist.

SCHREIBEN SIE GEDICHTE

Es macht überhaupt nichts, wenn Sie so gar keine poetische Ader haben. Vielmehr ist das ein Grund mehr, es einmal zu versuchen. Gedichte zu verfassen ist eine Form des kreativen Schreibens, die Lyrik gehört sogar zu den schönen Künsten, aber Sie müssen kein Meister darin sein, um Ihrem Gehirn etwas Gutes zu tun. Probieren Sie verschiedene Gedichtformen aus. Folgendes könnten Sie zum Beispiel schreiben:

- Ein Epos, das in gehobenem Stil Ereignisse aus der Mythologie oder der Zeitgeschichte preist
- Eine Ballade, also ein Gedicht, das in etwas einfacherem Stil eine Geschichte erzählt, wie etwa Goethes »Erlkönig« oder Schillers »Bürgschaft«
- Eine Ode, also ein eher lyrisches Gedicht. In einer Ode preist der Autor etwas, das er liebt und bewundert (z. B. einen Menschen oder die Natur). Sie beschreibt, wie ihr Gegenstand den Autor emotional berührt. Eine Ode hat eine empfindsame Sprache und bringt die persönlichen Gefühle des Autors zum Ausdruck, wie Liebe, Sehnsucht, Trauer und Glück.

Manche Gedichte reimen sich, andere nicht, und viele Gedichte haben einen eingängigen Rhythmus. Gedichte zu schreiben, kann Ihnen helfen, in Kontakt mit Ihren Gefühlen zu kommen, metaphorisch zu denken und Ihr Gehirn zu trainieren.

MACHEN SIE EINE THERAPIE

Ziel einer Therapie ist eine neue Sichtweise auf das eigene Leben und die Herausforderungen, die es birgt. Ein guter Therapeut hilft Ihnen, eine neue Perspektive zu finden, Gefühlsschwankungen in den Griff zu bekommen und Probleme anzugehen. Je klarer Sie sehen, desto besser ist das für Ihr Gehirn. Indem Sie positiv denken und handeln, stärken Sie die positiven Verknüpfungen in Ihrem Gehirn, was letztlich seine Funktionstüchtigkeit verbessert. Etliche Studien haben gezeigt, dass eine kognitive Therapie (also eine Gesprächstherapie, bei der die Patienten lernen, negative Gedankenschleifen zu durchbrechen und sie durch positive Gedanken zu ersetzen) die Leistungsfähigkeit des Gehirns verbessern kann.

PROBIEREN SIE PILATES AUS

Joseph Pilates schuf die Übungsmethode, die heute unter seinem Namen bekannt ist, indem er die wesentlichen Elemente der östlichen und der westlichen Philosophie miteinander verknüpfte. Dabei betonte er stets, wie wichtig das Zusammenwirken von Körper und Geist für die körperliche Fitness ist. Im Westen begegnet man den Themen Gesundheit und Fitness oftmals mit einem wissenschaftlichen Ansatz und dem Ziel, Muskeln, Knochen, Kreislauf und Verdauungssystem zu erhalten und zu stärken. Das östliche Denken legt dagegen beim Streben nach Gesundheit weitaus mehr Wert auf die Entwicklung geistiger und spiritueller Kräfte. Wer Pilates praktiziert, führt jede Bewegung achtsam und konzentriert aus und bezieht bei körperlichen Anstrengungen Körper und Geist gleichermaßen mit ein. Pilates ist ein Trainingsprogramm, bei dem der ganze Körper – einschließlich des Gehirns – gleichmäßig beansprucht wird. Joseph Pilates entwarf sein Programm mit dem Ziel, »dass jeder Muskel partnerschaftlich und verlässlich zur gleichmäßigen Entwicklung aller Muskeln beiträgt. Kleinere Muskeln zu kräftigen, hilft auf natürliche Weise dabei, größere Muskeln zu kräftigen.« So führt die Methode zu einem absolut ganzheitlichen Muskeltraining.

Studien haben gezeigt, dass achtsamkeitsbasierte Übungen wie Pilates oder Yoga die Leistungsfähigkeit des Gehirns steigern. Weil Pilates und Yoga sich ähnlich sind, können viele der positiven Folgen von Yoga (wie Stressabbau) auch durch Pilatesübungen erreicht werden.

ZÜNDEN SIE EINE DUFTKERZE AN

Der Geruchssinn ist der unmittelbarste aller Sinne, denn jede Geruchsinformation gelangt direkt in den Hypothalamus. Weil dort Stimmungen, innerer Antrieb und Kreativität verankert sind, haben Gerüche auf all diese Dinge Einfluss. Stellen Sie sich vor, wie ein ekelerregender Geruch Ihnen den Appetit verdirbt oder ein Duft die wohlige Erinnerung an einen geliebten Menschen hervorruft – und Sie verstehen, wie unzertrennlich Gerüche mit Gefühlen, Erinnerungen und Gedanken verknüpft sind. Zünden Sie eine Duftkerze an, deren Geruch angenehme Erinnerungen aufsteigen lässt, machen Sie es sich gemütlich und verwöhnen Sie Ihren Hypothalamus.

HOPFEN

Vor etwa tausend Jahren verwendeten die Brauer in England für ihr Ale erstmals Hopfen als Konservierungsmittel. Viele Jahre später gaben sie ihn als Zutat in ihr Bier. Dabei fiel ihnen zweierlei auf: Die Hopfenpflücker ermüdeten bei der Arbeit ungewöhnlich schnell, und die Hopfenpflückerinnen bekamen ihre Periode früher als gewöhnlich. Mittlerweile ist die sedative Wirkung von Hopfen auch wissenschaftlich nachgewiesen. Er wirkt sich beruhigend auf den ganzen Körper aus, mildert Muskelverkrampfungen, löst nervöse Anspannungen und sorgt für erholsamen Schlaf. Wenn Sie an Schlaflosigkeit leiden, brühen Sie sich vor dem Schlafengehen mit einem Teelöffel getrocknetem Hopfen eine Tasse Tee auf. Hopfen ist auch in Form von Kapseln erhältlich. Oder Sie wenden ein altes Hausmittel gegen Schlaflosigkeit an: ein Kopfkissen, das mit Hopfen gefüllt ist, den Sie zuvor mit Alkohol beträufelt haben.

GEHEN SIE ZU VORTRÄGEN

Vorträge bieten zahllose Möglichkeiten, Neues zu lernen, unbekannte Themen zu entdecken, auf dem Laufenden zu bleiben und sich darüber auszutauschen. Suchen Sie sich anspruchsvolle Gebiete aus, über die Sie noch nichts wissen, beispielsweise Neurowissenschaften, Archäologie, Quantenphysik, Alte Geschichte oder Hieroglyphenkunde. Bemühen Sie sich, möglichst viel zu verstehen, und laden Sie so Ihre grauen Zellen auf. Je komplexer die Materie, desto mehr bringt sie Sie auf neue Gedanken und desto aktiver werden Ihre Gehirnströme. Ihr Gehirn schaltet ein paar Gänge höher, während Sie den Worten des Referenten folgen und ein wenig vorausdenken, wodurch Hirnregionen stimuliert werden, die passiv bleiben, wenn Sie Informationen nur durch Lesen aufnehmen. Hören Sie zu, denken Sie mit, und machen Sie das nicht nach dem Motto »zum einen Ohr rein, zum anderen wieder raus«. Je mehr Sie Ihr ganzes Gehirn beanspruchen, wenn Sie sich mit einem Vortrag auseinandersetzen, desto besser.

HÜHNCHEN

Rotes Fleisch ist nicht gerade das Beste für ein gesundes Gehirn, weißes Fleisch – insbesondere Hühnchen – ist dagegen sehr zu empfehlen. Es enthält nicht nur viele Proteine, sondern auch eine Menge Cholin. Aus Cholin wird Acetylcholin hergestellt, ein Neurotransmitter, der die Gedächtnisleistung und die Funktionsfähigkeit des Gehirns fördert (und auch für motorische Fähigkeiten gebraucht wird). Außerdem reguliert er die REM-Phasen des Schlafes, die von großer Bedeutung für die Gesunderhaltung des Gehirns sind. Menschen, die an Alzheimer erkrankt sind, haben eine geringe Konzentration dieses Stoffes im Blut. Und es gibt Anzeichen dafür, dass Cholin eine schützende Funktion für das Nervensystem hat. Braten Sie sich also ein Hühnchen und tun Sie Ihrem Gehirn etwas Gutes.

WIEDERHOLUNG

Wie Sie vielleicht noch aus Ihrer Schulzeit wissen, bedeutet Lernen, etwas Neues zu verstehen und zu verinnerlichen. Wenn wir uns mit neuen Themen vertraut machen, mit neuen Informationen oder neuen Vokabeln, wird unser Gehirn deutlich empfänglicher für weiteres Wissen, vor allem, wenn wir uns die Zeit nehmen, das bereits Gelernte zu wiederholen und zu üben. Diesen positiven Effekt können Sie zum Beispiel nutzen, indem Sie Ihr Heft aufschlagen und alle bereits gelernten Vokabeln wiederholen, bevor Sie sich dem nächsten Kapitel widmen. Wie alle anderen Körperteile kann sich auch Ihr Gehirn neue Fähigkeiten aneignen.

MALEN IST NICHT NUR FÜR KINDER

Wahrscheinlich hatten Sie als Kind Malbücher und Buntstifte. Heutzutage entdecken auch immer mehr Erwachsene, wie viel Spaß das Ausmalen macht – und außerdem ist es gut fürs Gehirn.

Viele Therapeuten und Psychologen empfehlen ihren Patienten Malbücher für Erwachsene. Das Ausmalen regt die Hirnregionen an, in denen die Kreativität angesiedelt ist, und vertreibt die Langeweile, die eine der Hauptursachen für selbstzerstörerisches Verhalten ist. Ausmalen beruhigt und kann etwa bei der Behandlung einer posttraumatischen Belastungsstörung und der Neigung zu Wutausbrüchen helfen. Während man still am Tisch sitzt und sich ganz darauf konzentriert, dem Bild genau die richtige Schattierung von Rot oder Grün zu verleihen, entspannt sich der Geist. Ausmalen hat durchaus etwas Meditatives.

Wenn Sie also das nächste Mal an einem Schreibwarenladen vorbeikommen, besorgen Sie sich dort ein Ausmalbuch für Erwachsene und eine Packung Buntstifte. Sie werden es nicht bereuen.

MACHEN SIE SICH EIN BILD

Studien zeigen, dass das Erlernen einer neuen, herausfordernden Tätigkeit Demenzerkrankungen vorbeugt. Forscher der University of Texas untersuchten kürzlich in einer Studie, wie sich die kognitiven Fähigkeiten von Menschen veränderten, die eine anspruchsvolle Tätigkeit lernten, beispielsweise die Arbeit mit Photoshop, und verglichen deren Gehirnleistung mit der anderer Probanden, die Aktivitäten nachgingen, die Spaß machen, aber keine Herausforderung darstellen, wie etwa ins Kino zu gehen. Jene Teilnehmer, die eine nennenswerte Menge an Zeit (etwa fünfzehn Stunden pro Woche) damit verbrachten, Techniken der digitalen Fotografie und den Umgang mit einer Bildbearbeitungssoftware zu lernen, schnitten bei Gedächtnistests deutlich besser ab. Diese positiven Auswirkungen waren auch noch ein Jahr nach Beendigung der Studie zu messen. Die Forscher vermuten, dass beim Erlernen einer komplexen Tätigkeit die Verbindungen zwischen den Nervenzellen im Gehirn gestärkt werden, anders als bei Spielen wie etwa Kreuzworträtseln, die nur einen geringen Einfluss auf das Kurzzeitgedächtnis haben.

AUSZEIT IN DER NATUR

Wenn Sie sich Camping so vorstellen wie den Aufenthalt in einem Hotel, nur weniger komfortabel, könnte dieses Forschungsergebnis Sie interessieren: Gehen Sie campen, tun Sie Ihrem Gehirn etwas Gutes. Wenn wir draußen in der Natur sind, statt nur aus dem Autofenster zu gucken, und wirklich barfuß durch die Wiesen laufen, bewirkt das regelrecht Wunder im Gehirn. Damit ist nicht der schnelle Spaziergang mit Entenfüttern in der Mittagspause gemeint, bevor wir wieder ins Büro hetzen, sondern ein ganzes Wochenende draußen, ohne Handy und Verpflichtungen.

Jüngere Forschungen haben gezeigt, dass Aufenthalte in der Natur nicht nur stressmindernd wirken, sondern auch das Gehirn besser funktionieren lassen. Bei Kreativitätstests schnitten Probanden, die drei Tage lang richtig wandern waren, um fünfzig Prozent besser ab als andere, die zu Hause geblieben waren.

Sie können in der Natur natürlich nicht einfach alles hinter sich lassen, aber Sie können doch Abstand gewinnen, und allein das ist schon eine Wohltat für Ihr Gehirn. Forscher der medizinischen Fakultät der University of Exeter haben bei der Analyse von Daten herausgefunden, dass Menschen, die in der Nähe eines natürlichen Lebensraums wohnen (und sei es nur ein Park), seltener an Depressionen, Migräne und Angstzuständen leiden als andere. Die Wissenschaftler vermuten, dass Aufenthalte in der Natur hauptsächlich deshalb förderlich für das Gehirn sind, weil dadurch weniger Stresshormone im Körper zirkulieren. Ein Forscher vertritt die These, dass wir uns in der Natur ganz selbstverständlich entspannen, weil sich der Mensch ursprünglich in einer natürlichen Umgebung entwickelt hat. Einer der verlässlichsten Wege zum Glück führt also durch Wiesen und Wälder.

NEHMEN SIE SICH EINEN TAG FREI

Zahlreiche Untersuchungen belegen, dass viele Arbeitnehmer auch im Urlaub regelmäßig ihre beruflichen E-Mails lesen. Durch kaum etwas anderes bringt man sein Gehirn so sehr an den Rand eines Zusammenbruchs. Eine Studie hat gezeigt, dass Menschen, die sich einen Tag pro Woche freinehmen – und an diesem Tag auch nichts Berufliches erledigen –, aufs Ganze gesehen produktiver sind als Menschen, die dies nicht tun. Außerdem fühlen sie sich, was kaum überrascht, weniger gestresst. Ein Forscher, der Daten aus mehreren Studien analysiert hat, fand heraus, dass Muße, also das Freisein von allen beruflichen Verpflichtungen, dazu beiträgt, dass das Gehirn Informationen besser verarbeitet, dass neue neuronale Verbindungen entstehen und dass wir auch uns selbst und andere besser verstehen lernen. Muße geht damit einher, dass wir eher zu uns selbst finden. Außerdem steigen die Fähigkeit zur Problemlösung und die Gedächtnisleistung, wenn wir echte Auszeiten vom Job nehmen.

SCHALTEN SIE DEN FERNSEHER AUS

Wahrscheinlich haben Sie von Ihrer Mutter oft zu hören bekommen, dass Fernsehen dumm macht. Sie hatte recht. Studien haben gezeigt, dass Kinder, die viel fernsehen, ein aggressiveres Verhalten an den Tag legen, und dass ein Zusammenhang zwischen Fernsehkonsum und Fettleibigkeit besteht. Eine kürzlich abgeschlossene Langzeitstudie kam zu dem Ergebnis, dass Fernsehen tatsächlich dumm macht. Die Forscher wählten Probanden im Alter von Mitte zwanzig aus und beobachteten ihr Fernsehverhalten über einen Zeitraum von fünfundzwanzig Jahren. Nach Abschluss der Studie kam dann die bittere Wahrheit ans Licht. Die Teilnehmer, die die meiste Zeit vor dem Fernseher verbrachten (mehr als drei Stunden täglich), schnitten bei Tests zur Leistungsfähigkeit des Gehirns am schlechtesten ab.

Eine Studie mit Kindern förderte zutage, dass Fernsehkonsum die sprachlichen Fähigkeiten reduziert. Außerdem konnte nachgewiesen werden, dass Fernsehen den Schlafrhythmus stört – und je schlechter wir schlafen, desto größere Probleme haben wir mit dem Gedächtnis und der geistigen Leitungsfähigkeit überhaupt. Bei Kindern führt dies zu einer verzögerten geistigen Entwicklung und einer höheren Wahrscheinlichkeit von ADHS. Menschen, die viel Zeit vor dem Fernseher verbringen, haben auch weniger soziale Kontakte, und soziale Kontakte sind ein wichtiger Faktor, um das Gehirn gesund zu halten.

Brauchen Sie noch mehr Argumente dafür, dass es höchste Zeit ist, die Satellitenschüssel abzumontieren? Einer weiteren Studie zufolge sehen unglückliche Menschen am meisten fern. Bei anderen Aktivitäten zeigte sich das Gegenteil. Menschen, die gerne lesen, sind umso glücklicher, je mehr sie lesen. Leute, die viel fernsehen, sind dagegen umso unglücklicher, je mehr sie gucken. Also: Wenn Sie glücklich sein wollen, bringen Sie den Fernseher auf den Sperrmüll.

GEHIRN-POWER-TAGEBUCH

Tipp	Datum	Notizen